W0230941

Spitzer
Von Geistesblitzen und Hirngespinsten

Manfred Spitzer

Von Geistesblitzen und Hirngespinsten

Neue Miniaturen aus der *Nervenheilkunde*

Mit 43 Abbildungen

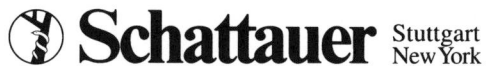 **Schattauer** Stuttgart
New York

Prof. Dr. Dr. Manfred Spitzer
Universität Ulm
Psychiatrische Klinik
Leimgrubenweg 12–14
89075 Ulm

Bibliografische Information der Deutschen Bibliothek
Die Deutsche Bibliothek verzeichnet diese Publikation in der Deutschen Nationalbibliografie; detaillierte bibliografische Daten sind im Internet über <http://dnb.ddb.de> abrufbar.

Besonderer Hinweis:
Die Medizin unterliegt einem fortwährenden Entwicklungsprozess, sodass alle Angaben, insbesondere zu diagnostischen und therapeutischen Verfahren, immer nur dem Wissensstand zum Zeitpunkt der Drucklegung des Buches entsprechen können. Hinsichtlich der angegebenen Empfehlungen zur Therapie und der Auswahl sowie Dosierung von Medikamenten wurde die größtmögliche Sorgfalt beachtet. Gleichwohl werden die Benutzer aufgefordert, die Beipackzettel und Fachinformationen der Hersteller zur Kontrolle heranzuziehen und im Zweifelsfall einen Spezialisten zu konsultieren. Fragliche Unstimmigkeiten sollten bitte im allgemeinen Interesse dem Verlag mitgeteilt werden. Der Benutzer selbst bleibt verantwortlich für jede diagnostische oder therapeutische Applikation, Medikation und Dosierung.

In diesem Buch sind eingetragene Warenzeichen (geschützte Warennamen) nicht besonders kenntlich gemacht. Es kann also aus dem Fehlen eines entsprechenden Hinweises nicht geschlossen werden, dass es sich um einen freien Warennamen handelt.
Das Werk mit allen seinen Teilen ist urheberrechtlich geschützt. Jede Verwertung außerhalb der Bestimmungen des Urheberrechtsgesetzes ist ohne schriftliche Zustimmung des Verlages unzulässig und strafbar. Kein Teil des Werkes darf in irgendeiner Form ohne schriftliche Genehmigung des Verlages reproduziert werden. Das gilt insbesondere für Vervielfältigungen, Übersetzungen, Mikroverfilmungen und die Einspeicherung, Nutzung und Verwertung in elektronischen Systemen, dem Intranet und dem Internet.

© 2004 by Schattauer GmbH, Hölderlinstraße 3, 70174 Stuttgart, Germany
E-Mail: info@schattauer.de
Internet: http://www.schattauer.de
Printed in Germany

Umschlagabbildung: Reinhold Henkel, Heidelberg
Satz, Druck und Einband: AZ Druck und Datentechnik GmbH, Kempten/Allgäu
Gedruckt auf chlor- und säurefrei gebleichtem Papier.

ISBN 3-7945-2349-0

Vorwort

Von Geistesblitzen und Hirngespinsten ist das fünfte kleine Büchlein mit kurzen Diskussionen, Berichten und Geschichten aus dem Bereich der Neurobiologie bzw. meinem Wirkungskreis zwischen Klinik, Forschung, Lehre, Verwaltung und – selten – Privatmann. Wer wie ich das große Glück hat und nicht entfremdet arbeiten kann, wer also nicht die Welt in Arbeit und Freizeit einteilt, sondern sich die Freiheit nimmt, immer nachzudenken – auch wenn man gerade nicht dafür bezahlt wird – oder es zumindest zu versuchen, dem fällt so manches ein. Wenn man dann noch in der Pflicht steht, etwa alle zwei Wochen etwas zu Papier zu bringen, dann ergibt sich ein solches Büchlein praktisch von selbst.

Es geht in diesem Büchlein wie immer um die verschiedensten Aspekte menschlichen Lebens, die in unterschiedlicher Weise „abgehandelt" werden. Der Reigen der *Miniaturen* – das schöne Wort stammt von meinem Verleger Herrn Dr. Wulf Bertram – wird angeführt von einer Satire über die Kindheit, gefolgt von einer durchaus ernst gemeinten Schmähschrift über das zuweilen geistlose Verhalten von Staatsorganen, an die sich eine weitere anschließt, die die möglichen Folgen beleuchtet. Um Geistlosigkeit geht es auch im vierten Beitrag zum Aberglauben, der auch im 21. Jahrhundert ebenso wie die Dummheit nur schwer auszurotten ist.

Die Beiträge zum Ground Zero, zur Sucht, zum Lesenlernen und zum Abgelehntwerden sind jeweils Beispiele dafür, dass die Gehirnforschung heute nicht mehr im Elfenbeinturm verbleiben kann und darf. Vielmehr bin ich der Meinung, dass die gewonnenen Erkenntnisse aktiv in die Gesellschaft getragen werden müssen, was auch in den folgenden Beiträgen zum Fernsehen, zur Sprachentwicklung oder zur Situation an den Schulen – hoffentlich – deutlich wird.

Es freut mich, dass der unerwartete Erfolg der vier Vorgänger-Büchlein, die nachgedruckt bzw. noch einmal zusammengefasst nachgedruckt wurden, den Verlag bewogen hat, die Tradition mit dem fünften vorliegenden Buch fortzusetzen. Und wie schon in den vergangenen Jahren möchte ich an dieser Stelle all denjenigen ganz herzlich danken, die mir bei meiner Arbeit helfen und ohne die ich etwa so effektiv wäre wie ein Steuermann im Achter beim Rudern ohne die Mannschaft an den Rudern. Ganz besonders gilt mein Dank auch den unermüdlichen Mitarbeitern des Schattauer Verlags und den Kollegen in der Nervenheilkunde auf allen Ebenen: Herrn Bergemann, Herrn Dr. Bertram, Frau Dr. Erk, Frau Heyny, Frau Friedel, Frau Maaß-Stoll, Frau Dr. Schürg und Herrn Prof. Dr. Dieter Soyka.

Danken möchte ich auch den Kollegen, die mir in hunderten von Zuschriften, Telefonaten und Gesprächen immer wieder Kritik und vor allem Ermunterung zugesprochen haben. Ich freue mich über jedes Wort, jede E-Mail und jeden Brief, denn die von mir dargestellten Fakten sind zuweilen etwas kompliziert und meine

Auffassungen sind mitunter unpopulär und unbequem. Die im Gedankenaustausch gelebte Kollegialität ist mir sehr wichtig, weswegen ich auch nach Kräften versuche, die Leserpost individuell und zeitnah zu beantworten. Was auch immer ich vernehmen konnte – Lust und Frust, Freud und Leid, Ermunterung und Kritik – in jedem Fall haben die Beiträge offensichtlich viele Kollegen zum Nachdenken angeregt. Dies sollten sie auch!

Machen wir uns nichts vor: Die Spezies der Nervenheilkundler ist vom Aussterben bedroht. Und dies, obwohl die Nervenheilkunde als angewandte Neurowissenschaft derzeit das mit Abstand spannendste Fach der Medizin darstellt. Diese Botschaft möchte ich Patienten und Politikern, Studierenden und Stiftungskommissionen sowie vor allem unseren Konkurrenten und Kollegen mitteilen. Wenn die in diesem Büchlein zusammengefassten Miniaturen einen kleinen Beitrag hierzu leisten könnten, wäre das Ziel schon mehr als erreicht.

Ulm, im Juli 2004   Manfred Spitzer

Inhalt

Kindheit

Zur Phänomenologie, Ätiologie, Differenzialdiagnose und Therapie eines Syndroms

Kindheit ist als Syndrom zwar schon seit längerer Zeit bekannt, erst mit dem Aufkommen von Kinderheilkunde und insbesondere Kinderpsychiatrie (5) gegen Ende des vorletzten Jahrhunderts fand das klinische Bild die seiner Verbreitung und Schwere gebührende Aufmerksamkeit der Medical Community. Noch im Mittelalter galten Kinder ab etwa 7 Jahren als kleine Erwachsene und bis heute ist unter Medizinern dieses Syndrom teilweise erschreckend wenig bekannt. Daher wird in der folgenden Übersicht zur Phänomenologie, Ätiologie, Differenzialdiagnose, Verlauf, Therapie und Prognose dieses Syndroms in der gebotenen Kürze Stellung bezogen.

Phänomenologie

Nach Smoller (16) lassen sich die wesentlichen diagnostischen Kriterien für das „Syndrom Kindheit" wie folgt angeben:
1. kongenitaler Beginn
2. Zwergwuchs
3. emotionale Labilität
4. kognitive Defizite
5. selektive Anorexie für Gemüse

Ad 1) Der auf diese Weise definierte „Infantismus" ist vom Infantilismus abzugrenzen, bei dem es sich um ein weniger genau definiertes Syndrom aus dem Bereich der Erwachsenenpsychiatrie handelt. Das herausragende differenzialdiagnostische Kriterium ist der kongenitale Beginn des Syndroms, wohingegen die Symptome des Infantilismus gewöhnlich im Erwachsenenalter beginnen, vor allem bei Männern mittleren und fortgeschrittenen Alters (so zumindest der klinische Eindruck mancher Experten). Auch ist die Symptomatik des Infantilismus weniger einheitlich, sodass bis heute keine einheitlichen wissenschaftlich fundierten Kriterien, ähnlich etwa der Situation beim „Nervenzusammenbruch", vorliegen.

Ad 2) Die evidenzbasierte Medizin der vergangenen Jahre hat klar zeigen können, dass der Zwergwuchs als ein klinisch herausragendes Kriterium des Syndroms der Kindheit zu betrachten ist. Die Ergebnisse der Studien lassen sich in der Tat auf einen ganz einfachen Nenner bringen: Kinder sind meist ziemlich klein. Entspre-

I

chend diesem Kriterium lassen sich bei Symptomträgern dem Schweregrad nach die Kleinkinder als besonders stark betroffene Gruppe isolieren.

Ad 3) Hier bestehen differenzialdiagnostisch die deutlichsten Überschneidungen zum Infantilismus. Das Kriterium ist daher nur beim Vorliegen der anderen Symptome mit einiger Sicherheit diagnostisch wegweisend. Anlässlich der letzten Konsensuskonferenz der Kinder- und Jugendpsychiater wurde es per Abstimmung dennoch beibehalten, da man hier langfristig den größten Forschungsbedarf sieht.

Ad 4) Seit etwa 100 Jahren immer wieder durchgeführte große Studien (1, 11, 20) belegen eindrucksvoll den Befund, dass etwa 50 % aller Kinder unterdurchschnittlich intelligent sind. Seitdem die Ergebnisse der PISA-Studie vorliegen, wird die gesellschaftspolitische Relevanz dieses Sachverhalts wieder in einer breiten Öffentlichkeit diskutiert. Politiker der Regierung fordern vor laufenden Kameras, dass als ein wesentliches Ziel der Bildungsreform die überdurchschnittliche Intelligenz eines jeden Kindes als Grundrecht in der Verfassung zu verankern ist, wohingegen die Opposition darauf verweist, dass dies aus Kostengründen nur schwer zu realisieren sei. Einigkeit herrscht allerdings darüber, dass der Anteil überdurchschnittlich intelligenter Kinder langfristig auf eine Marke deutlich über 50 % zu steigern sei, um die Wettbewerbsfähigkeit des Wirtschaftsstandortes Deutschland langfristig zu sichern.

Ad 5) Dieses Kriterium bereitet einige differenzialdiagnostische Schwierigkeiten, seit unter der Reagan-Administration „Pommes mit Ketchup" als Mahlzeit mit 2 Gemüsesorten deklariert und mit diesem Geniestreich die Auflagen der Schulbehörden in Hinblick auf gesunde Nahrung zum Lunch rein administrativ und ohne Menüplanänderungen erfüllt wurden. Dieses Strandgut der konservativen Regierung erwies sich jedoch als Schiffbruch der Psychiatrie, litt doch die Reliabilität dieses fünften Kriteriums seither erheblich. Dank umfangreicher empirischer Feldforschungsbemühungen (8, 12) konnte jedoch hier in letzter Zeit Abhilfe geschaffen werden. Es zeigt sich mit immer größerer Deutlichkeit, dass sich die Abneigung gegen Gemüse vor allem auf grünes Gemüse und frische Salate bezieht, weniger jedoch auf frittierte Knollenfrüchte und pürierte, mit Essig, Zucker und Salz geschmacksverstärkte Nachtschattengewächse (18). Man hat versucht, diese Sachverhalte im Rahmen der bereits auf Kraepelin (9) zurückgehenden transkulturellen psychiatrischen Forschungsbemühungen zu klären und die Gemüse-Anorexie als so genanntes *culture bound symptom* zu begreifen, dies scheiterte jedoch an der Ubiquität des US-amerikanischen kulinarischen Imperialismus (2). Ganz offensichtlich ist also auch bei Kriterium 5 weiterer Forschungsbedarf gegeben.

Epidemiologie

Selbst verglichen mit den schweren Epidemien dieser Tage, insbesondere der immer weiter zunehmenden HIV-Infektion (6, 7, 13), ist das Syndrom der Kindheit ein deutlich größeres gesundheitliches und soziales Problem. Zwar infiziert sich alle paar Minuten ein Mensch mit HIV, das Syndrom der Kindheit soll jedoch nach Schätzungen der WHO, besonders in seiner schlimmsten Ausprägung, weltweit etwa einmal pro Sekunde neu auftreten. Jungen und Mädchen sind etwa gleich häufig betroffen, im höheren Lebensalter wurde es bislang kaum beobachtet. Es tritt familiär gehäuft auf, wiewohl gerade in den katholischen südeuropäischen Ländern das einmalige Auftreten in Familien deutlich im Zunehmen begriffen ist. In Italien beispielsweise liegt die Zahl der Kinder pro Frau bei 1,2, d. h. beim Vorhandensein eines Kindes in einer Familie kann keineswegs davon ausgegangen werden, dass noch ein weiteres existiert (14). Experten sehen in dieser Abnahme des Moltobambini-Status eine Chance, die kognitive Dissonanz zwischen den Maximen des Katholizismus einerseits und dem Wechseln von Windeln andererseits in Hinblick auf geschlechtsspezifische Lösungsstrategien anzugehen.

Ätiologie und Pathogenese

Die Ursachen des Syndroms der Kindheit werden bis heute kontrovers diskutiert. Dass die Dinge im Verlauf der Geschichte anders beurteilt wurden, deutet auf eine soziologische Komponente hin. Gerade die Rollentheorie konnte hier im Bereich der Psychiatrie Wichtiges aufklären (10), und wie es die Arztrolle und die Patientenrolle, die Mutterrolle, die Melancholikerrolle und die Vaterrolle gibt, so sollte man auch von der Kinderrolle sprechen können. Interessanterweise scheint jedoch die Soziologie hier bisher noch wenig vorangekommen zu sein. Hierüber können auch bereits in den 60er-Jahren publizierte soziologische Habilitationsschriften über „Kindheit als Konstrukt", „Kindheit als spätkapitalistisches Phänomen der Unterdrückung von Minderheiten" sowie „Maos Kindheit: eine Fallstudie" nur schwerlich hinwegtäuschen.

Aus psychologischer Sicht wurden seit jeher eher die intrapsychischen Dynamismen der Kindheit in den Vordergrund gestellt. Neben der ubiquitären Regression wurden immer wieder die Mechanismen der Abwehr (z. B. von Gemüse), Verdrängung (des Vaters vom Sofa), Verschiebung (der Freizeitaktivitäten der Eltern auf den Sanktnimmerleinstag), der missglückten Verdichtung (im Bereich des Urogenitaltraktes; in schweren Fällen auch des Rektums), der Verkehrung ins Gegenteil (von allem, was man sagt), der Sublimierung (von Trockeneis auf Partys), der Identifikation (mit Superman oder Homer Simpson), der Introjektion (von Spielzeug), der Projektion (von Videos), der Verneinung, der Verleugnung und der Wendung gegen die eigene Person kausal hypostasiert. Als einziger bekannter Abwehrmechanismus wurde derjenige der altruistischen Abtretung (15) noch nie beobachtet.

Empirische Untersuchungen größerer Kollektive fehlen jedoch wie soooft im Bereich der dynamisch orientierten Psychologie, sodass die in Ansatz gebrachten intrapsychischen Entitäten das Stadium der Vermutung nur spärlich verlassen konnten, wenn überhaupt. Dennoch sind die Auffassungen der Psychodynamik aus dem klinischen Alltag nicht wegzudenken und entbehren keineswegs – trotz empirischen Nachholbedarfs – eines gewissen heuristischen Wertes, gilt es die Auswirkungen der Kindheit auf die Familienstruktur und -dynamik zu bewerten.

Im deutschen Sprachraum blickt eine ganze Reihe von Publikationen den Dingen noch genauer unter die Haut: So setzt sich seit den Arbeiten von Skinner – insbesondere seit der deutschen Publikation von dessen Hauptwerk (17) – immer mehr die Auffassung durch, dass Kindheit durch suboptimales Kontingenzmanagement überflüssigerweise verstärkt wird und hierdurch chronifizieren kann. Diese Gefahr ist hinsichtlich der Kriterien Nr. 3 und – insbesondere – Nr. 5 gegeben, wie die Zunahme der Diagnosen „emotionale Instabilität" und der „Essstörungen" deutlich belegen. Jedoch auch für Kriterium Nr. 4 ist die Gefahr der Chronifizierung nicht ohne Weiteres von der Hand zu weisen, wie die Volksmedizin mit ihrem sprichwörtlichen Ausdruck des „Kindskopfes" eindrucksvoll belegt.

Neben den genannten psychosozialen Faktoren scheinen auch biologische Gesichtspunkte eine Rolle zu spielen. Hat ein Symptomträger ein Geschwister, so leidet es mit über 50%iger Konkordanz ebenfalls an dem Syndrom. Bei Zwillingen liegt die Konkordanz bei nahezu 100%. Jedoch unterscheiden sich monozygote und heterozygote Zwillingspaare kaum, was eher gegen eine rein genetische Verursachung spricht. Als weitere biologische Marker des Syndroms gelten ein schneller Puls, eine schnellere Eigenfrequenz beim Hüpfen (18), eine höhere Stimme und ein noch unerfahrenes Immunsystem mit daraus resultierender Neigung zu Infektionskrankheiten.

Männliches Geschlecht konnte darüber hinaus als ein wesentlicher Risikofaktor für Komorbidität identifiziert werden: Sind Kinder männlich, so leiden sie wesentlich häufiger an nahezu allen kinderpsychiatrischen Störungsbildern. Eine Ausnahme hiervon bildet nur die Anorexie, die beim Syndrom der Kindheit ohnehin einer eigenständigen syndromalen Wertung bedarf (siehe oben).

Mit dem Aufkommen der kognitiven Neurowissenschaften hat sich jüngst ein eigener viel versprechender Forschungszweig, die kognitive Entwicklungsneurobiologie, herausgebildet, von dem in Bezug auf das hier diskutierte Syndrom noch viel zu erwarten ist. Kinder denken anders (auch im Gehirn), wie erst kürzlich durch Untersuchungen von Casey oder Bunge (3, 4, 19) mittels funktioneller Magnetresonanztomographie (fMRT) gezeigt werden konnte. Hierzulande sind derartige Untersuchungen aus ethischen Gründen leider noch nicht möglich, weswegen Deutschland gerade in diesem wichtigen Forschungsgebiet bereits ins Hintertreffen geraten ist.

4

Therapie, Verlauf und Prognose

Obgleich die diskutierten diagnostischen Unsicherheiten und die damit verbundene bis heute letztlich ausstehende ätiopathogenetische Aufklärung des Syndroms einer kausalen Therapie im Wege stehen, lassen sich aus rein klinischer Sicht einige praktische Hinweise geben: Auch unbehandelt klingt das Syndrom in den meisten Fällen ab, wenn auch zumeist erst nach Jahren. Da viele Betroffene und vor allem deren Angehörige gerade das Endstadium des Syndroms als äußerst belastend erleben, ist eine tragfähige Beziehung das A und O jeder Therapie. Dem Faktor Zeit sollte man darüber hinaus große Bedeutung beimessen, wohingegen sich biologische Verfahren (Somatostatin gegen Zwergwuchs, Appetitsteigerer gegen Anorexie, Nikotin gegen kognitive Defizite) mit Ausnahme von Östrogenpräparaten zur generellen Prophylaxe als weitgehend unwirksam oder zu stark mit Nebenwirkungen behaftet erwiesen haben. Wie oben bereits erwähnt, neigt der Infantismus in manchen Fällen zur Chronifizierung. Man hat sich darauf geeinigt, ab dem 18. Lebensjahr von Infantilismus zu sprechen, wobei die Risikofaktoren für diesen ungünstigen Verlauf – mit der oben erwähnten Ausnahme des männlichen Geschlechts – noch weitgehend unbekannt sind.

Mit Blick auf die wechselvollen klinischen Ausgestaltungen und die erheblichen psychosozialen Belastungen (der anderen) durch das Syndrom ist die langfristige Prognose erstaunlich günstig. Trotz unserer gegenteiligen Bemühungen werden aus den meisten Kindern halbwegs vernünftige Erwachsene. Residualzustände sind selten und meist milde ausgeprägt. Das Syndrom kann jedoch vor allem bei Männern auf Fußballplätzen oder zur Weihnachtszeit bei Überstimulation durch Märklin-Lokomotiven wieder aufflackern.

Literatur

1. Amthauer R, Brocke B, Liepmann D, Beauducel A. Intelligenz-Struktur-Test 2000 (IST 2000). Testzentrale Göttingen 1999.
2. Anonymus. Geschäftsbericht zur Umsatzentwicklung der Niederlassungen (Frittenbuden) in Südamerika, China, Russland und Borneo. Data on file 2002.
3. Bunge SA, Dudokovic NM, Thomason ME, Vaidya CJ, Gabrieli JD. Immature frontal lobe contributions to cognitive control in children: evidence from fMRI. Neuron 2002; 33: 301–11.
4. Casey BJ. Windows into the human brain. Science 2002; 296: 1408–9.
5. Emminghaus H. Die psychischen Störungen des Kindesalters. Tübingen: Verlag der H. Laupp'schen Buchhandlung 1887.
6. Gallo RC. The early years of HIV/AIDS. Science 2002; 298: 1728–30.
7. Gallo RC, Montagnier L. Prospects for the future. Science 2002; 298: 1730–1.
8. King B. Whoops, some children seem to like salads. Journal of Polymorphous Food Identities (JPFI) 1999; 4: 5–6.

9. Kraepelin E. Vergleichende Psychiatrie. Centralblatt für Nervenheilkunde und Psychiatrie 1904; 27: 433–7.

10. Kraus A. Melancholiker und Rollenidentität. In: Schulte W, Mende W (Hrsg.). Melancholie in Forschung, Klinik und Behandlung. Stuttgart: Thieme 1969: 141–6.

11. Lueckert H-R. Stanford-Binet Intelligenz-Test. Stanford Binet Intelligence Scale (Terman LM & Merill MA 1937). Göttingen: Hogrefe 1965.

12. MacDonald. A failure to replicate King. Annals of Virtual Foods 1998; 23: 45–89.

13. Montagnier L. A history of HIV discovery. Science 2002; 298: 1727–8.

14. Pearce F. Mamma mia. New Scientist 2002; 175 (2352): 38–40.

15. Peters UH. Wörterbuch der Psychiatrie und medizinischen Psychologie. München: Urban & Schwarzenberg 1990.

16. Smoller JW. The etiology and treatment of childhood. In: Ellenbogen GC (ed). Oral sadism and the vegetarian personality. New York: Bruner/Mazel 1986: 5–12.

17. Skinner BF. Anal, oral, bullsch … dt. Übersetzung: Anal, oral, egal. (transl. Verein zur Förderung der VT, mbH). Cambridge: Blackbox-Verlag 1952.

18. Spitzer M. Ketchup und das kollektive Unbewusste. Stuttgart – New York: Schattauer 2001.

19. Spitzer M. Entwicklungsneurobiologie höherer geistiger Leistungen. Nervenheilkunde 2003; 22: 98–103.

20. Tewes U, Rossmann P, Schallberger U (Hrsg). Hamburg-Wechsler-Intelligenztest für Kinder – dritte Auflage. Testzentrale Göttingen 2000.

Rot und Regeln, Klaviere und Elfenbein

Max Dolderer und Friedemann Schrenk gewidmet

Wie man Werte zerstört, wenn man Denken verbietet

Darf man bei Rot über die Ampel fahren? – Natürlich nicht, denn die Verkehrs-regeln verbieten es. Dieses Verbot ist sinnvoll, denn normalerweise fahren bei Rot die anderen Verkehrsteilnehmer, die Grün haben. Und führe man auch bei Rot, würde es zu einer Kollision kommen. Die Angelegenheit scheint also ganz einfach – ist es auch tatsächlich, aber nur in etwa 99,9 % der Fälle. Es gibt Ausnahmen. Wenn ich einen Mann mit frischem Schlaganfall oder eine gebärende Frau im Auto habe und ins nächste Krankenhaus fahre, wenn jede Minute zählt und lebensent-scheidend sein kann, wäre es dumm, an einer roten Ampel stehen zu bleiben. Na-türlich darf man auch unter diesen Bedingungen niemanden gefährden. Wenn man aber dies durch geeignete Maßnahmen ausschließt und auf der kreuzenden Straße links und rechts kein Auto kommt (und man sich 2-mal davon überzeugt hat), dann ist Fahren nicht nur erlaubt, sondern man sollte es unbedingt tun! In Südafrika, so berichtet der Reiseführer, kann es tödlich sein, an einer roten Ampel stehen zu blei-ben, vor allem nachts und in einsameren Gebieten. Es gibt dort sogar Verkehrszei-chen, die den Verkehrsteilnehmer darauf aufmerksam machen, dass er ein Gebiet passiert, in dem „hi-jacking" besonders häufig vorkommt (Abb. 1). Bei Rot also mitunter auf keinen Fall stehen bleiben, lautet der Rat (1).

Und die Moral von der Geschicht: Regeln sind *mit Verstand* zu befolgen und nicht einfach nur so, weil sie da sind, blind und eben ohne Verstand.

Darf man bei Rot über die Straße fahren, wenn man nachts um 3 Uhr an eine übersichtliche Kreuzung gelangt, die Straße in beide Richtungen kilometerweit einsieht und niemand kommt? In den USA lautet die Antwort: „Yes, if it is safe to do so." Bei uns lautet die Antwort „Nein".

Dies ließe sich vielleicht dadurch rechtfertigen, dass man sagt, es könne ja doch jemand kommen oder ein Kind zuschauen und verwirrt sein, weil es doch gelernt hat, dass es bei Rot nicht … Oder man könnte einfach sagen: An Regeln muss man sich halten – egal, wie die Umstände sind.

Wollen wir das aber wirklich? – Wir haben eben gerade gesehen, dass dem nicht so ist. Es gibt Ausnahmen. Die „kleinen Soldaten" wurden ja auch in den Mauer-schützenprozessen verurteilt, weil sie sich hätten überlegen können, dass der Schießbefehl moralisch nicht vertretbar war. Damit muten wir diesen Mensch zu, dass es in ihnen eine moralische Instanz gibt, die über dem steht, was die Vorge-setzten oder die Polizei sagen. Wir unterstützen den internationalen Gerichtshof in Den Haag, da wir denken, dass es eine Instanz der Vernunft geben sollte, die letzt-

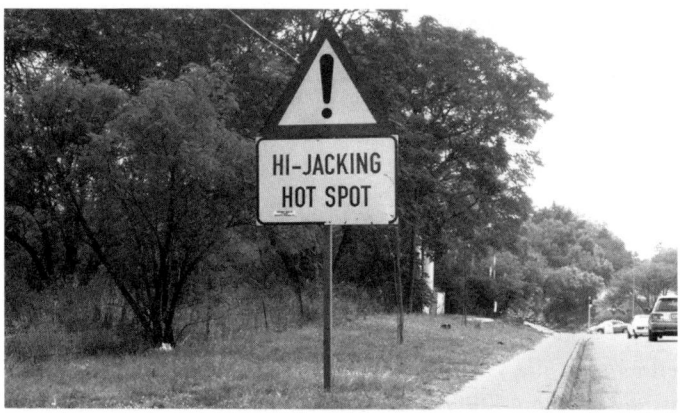

Abb. I Das Verkehrsschild warnt vor einem hi-jacking hot spot; einem Gebiet, in dem man besonders häufig mit vorgehaltener Pistole dazu aufgefordert wird, seinen Wagen zu verlassen. Ob man dies überlebt, hängt nach Auskunft kundiger Vertreter der lokalen Bevölkerung lediglich von der Laune des Täters ab, der wahrscheinlich HIV-positiv ist (2) und dessen Leben ihm selbst ebenso wertlos ist wie das anderer Menschen.

lich demjenigen Recht gibt, der auf der Seite der Vernunft steht und nicht demjenigen, der stumpfsinnig Regeln befolgt, auch wenn diese nicht sinnvoll sind oder sich sogar gegen Menschen richten.

Der Staat erwartet vom Bürger also durchaus eigenständige moralische Entscheidungen, sonst hätten wir bei den Mauerschützenprozessen anders urteilen und international juristisch anders handeln müssen. Daraus folgt, dass der Staat auch dafür sorgen sollte, dass seine Bürger genau dies verstehen und lernen: Regeln sind zu befolgen, wenn dies sinnvoll ist; und hier gibt es durchaus Ausnahmen. Da wir Werte nicht durch Predigen, sondern durch Beispiele lernen, sollten Staatsbeamte dazu angehalten werden, mit gutem Beispiel voranzugehen. Denken sollte in diesem Berufsstand besonders gefragt sein.

Vor einiger Zeit hatte ich in Ulm ein Erlebnis, das in diesem Zusammenhang zu denken gibt. Eine Kleinigkeit nur, aber dennoch ein Beispiel, das für viele andere ähnliche Beispiele stehen mag, die der Leser sicherlich auch schon erlebt hat: Ich lief zum Bahnhof und kam an eine Fußgängerampel, die über eine einspurige Straße zum Bahnhof führt. Die Straße vor dem Zebrastreifen war durch einen Streifenwagen der Polizei mit eingeschalteter Warnblinkanlage blockiert (es wurden diverse Kontrollen gemacht), sodass niemand über den Zebrastreifen fahren konnte. Dies war physikalisch unmöglich, da die Polizei selbst die Straße blockierte. Die Ampel lief zwar weiter, hatte unter diesen Umständen jedoch ganz offensichtlich ihre Funktion eingebüßt. Also lief ich über den Zebrastreifen, und es war gerade rot. Einer der beiden Polizisten fuhr mich daraufhin harsch an, was mir einfalle, bei Rot über die Ampel zu gehen. Ich hatte wenig Zeit, reagierte nicht weiter und lief unbeirrt zum Bahnhof, denn mein Zug fuhr bald ab. Der Polizist rief mir noch nach, dass ich das nie wieder tun solle. – Wirklich nicht? „Warum eigentlich?", hätte ich ihn sehr gerne gefragt. Weil man rote Ampeln unter allen Umständen respektieren muss? Auch wenn sie keine Funktion mehr haben? Die oben angeführten Beispiele zeigen, dass es Ausnahmen geben kann.

Betrachten wir ein weiteres Beispiel: Eine Frau aus Deutschland hat ein altes Klavier geerbt, von einer Tante aus den USA. Das Klavier muss über den deutschen Zoll, der feststellt, dass seine Tasten, – wie dies früher bei teuren Instrumenten üblich war, – mit Elfenbein belegt sind. Da in einer Roten Liste für illegale Einfuhrmaterialien steht, dass die versuchte Einfuhr von Elfenbein dazu führt, dass das Material verbrannt wird, wurde das Klavier verbrannt. Haben Zollbeamte kein Gehirn, um selber zu denken? Die Einfuhrbestimmungen sollen die jetzt in Afrika und anderswo lebenden Elefanten vor dem Aussterben bewahren. In dieser Hinsicht macht es Sinn, die Einfuhr von Elfenbein mit drastischen Mitteln zu bekämpfen. Die hierfür aufgestellten Regeln müssen jedoch *mit Verstand* angewendet werden, wenn sie nicht dazu führen sollen, dass Werte sinnlos zerstört werden.

Dies meine ich nicht nur in Bezug auf den Wert des Klaviers, sondern vor allem hinsichtlich des Wertes von Denken: Wenn Regeln nur dann sinnvoll sind, wenn sie mit Verstand befolgt werden, und wenn der Staat dies von seinen Bürgern ebenfalls erwartet, dann darf er selbst bzw. seine Vertreter das Denken nicht sein lassen oder gar den Bürgern verbieten. Denn Staatsvertreter haben Vorbildfunktion.

Wir haben in Deutschland einen sprichwörtlichen Urwald von Regeln. Viele mögen sinnvoll sein, für alle gilt jedoch, dass es Ausnahmen geben kann und sie daher mit Verstand anzuwenden sind. Damit wir alle uns genau darin üben, brauchen wir Vorbilder, die sich das selbstständige Denken nicht abgewöhnt haben. Nur so wird langfristig sichergestellt, dass die nächste Generation nicht nur die Regeln lernt, sondern auch den richtigen Umgang mit ihnen. Die deutsche Geschichte zeigt überdeutlich, in welche Richtung wir uns beim Anwenden von Regeln und beim Erkennen von Ausnahmen leider schon geirrt haben. Die hier genannten Beispiele zeigen, wie wenig sich geändert hat.

Selbst zu denken, ist ein sehr hoher positiver Wert. Wir sollten daher darauf achten, weder uns noch unseren Mitmenschen das Denken zu verbieten. Nach dieser Maxime sollte jeder mit Vorbildfunktion handeln, jeder Schutzmann und jeder Zollbeamte ebenso wie jeder Lehrer oder Professor, von Eltern einmal gar nicht zu reden. Regeln sind für ein geordnetes Zusammenleben wichtig. Halten wir uns an sie, wenn es sinnvoll ist!

Literatur

1. Baedecker-Reiseführer Südafrika. 3. Aufl. Ostfildern: Baedecker 2000; 458.
2. Spitzer M. Systeme und Tote. Nervenheilkunde 2002; 21: 55–7.

Wegelagerer, Punkte und Tote

Eine Million Verkehrsopfer im Jahr
und die Psychologie von Radarfallen

Hand auf's Herz: Gehören Sie auch zu denjenigen, die beim Anblick von Blaulicht im Rückspiegel erst einmal unwillkürlich – vielleicht sogar nur im Geiste – zusammenzucken und sich die Frage stellen: Was hab' ich denn jetzt schon wieder falsch gemacht? Der Grund dieses Verhaltens in meinem Fall: 20 Jahre fuhr ich unbescholten ohne jeden Kontakt mit der Polizei. Dann trug es sich zu, dass ich durch Heidelberg fuhr, mich ein Beamter anhielt und danach fragte, ob ich mir eines gerade begangenen Verkehrsvergehens bewusst wäre. Auf meine verdutzte Verneinung hin erklärte er mir: „Sie haben einen Zebrastreifen überfahren, an dem eine ältere Frau die Straße überqueren wollte. Wir haben Sie auf Video und ein dort drüben postierter Zeuge hat es auch gesehen." Ich war völlig verblüfft und da ich von mir weiß, dass ich stets bei wartenden Fußgängern an Zebrastreifen zu halten pflege, wollte ich die Sache nicht glauben. „Aber sehen Sie – da läuft die Frau schon wieder und wieder hält keiner an …" Nach dieser Äußerung des Beamten dämmerte mir, was los war. Ich ließ mir das Video zeigen (eine Frau steht regungslos genau unter einem Halteschild der Straßenbahn, mein Wagen nähert sich ihr langsam und fährt an ihr vorbei, gefolgt von weiteren Fahrzeugen), und mein Verdacht erhärtete sich: Hier hatte die Heidelberger Verkehrspolizei den Autofahrern eine Falle gestellt, in die man zwangsläufig nur hineintreten konnte. Wer eine regungslos an einer Haltestelle stehende Frau (es war immer dieselbe) sieht, der schließt daraus, dass sie auf die Tram wartet, und *nicht*, dass sie die Straße überqueren will. Verdutzt über die Methoden der Polizei nahm ich mein „Vergehen" zur Kenntnis. Viel Geld und 3 Punkte sollte die Sache kosten, wie ich später aus einem Brief mit Absender „Stadt Heidelberg" erfuhr. Ich wehrte mich schriftlich, führte so freundlich es eben ging aus, dass hier Polizisten zu fallenstellenden Wegelagerern verkommen waren – und erhielt Recht: Das Verfahren wurde eingestellt, allerdings mit dem Hinweis, dass etwaig angefallene Anwaltskosten von mir zu tragen seien. Glücklicherweise hatte ich mir keinen Anwalt genommen und so blieb mir nur die dumpfe und wenig staatsbürgerfreundliche Erinnerung an die fallenstellende Polizei und die Erkenntnis, dass man bei Hinzuziehung eines Anwaltes, um sich gegen polizeiliche (und wie ich mittlerweile weiß ungesetzliche) Willkür zu wehren, auch dann zahlen muss, wenn das Recht auf der eigenen Seite steht.

Wie gesagt: Seither zuckt es in mir bei Blaulicht, obwohl ich schon in der Grundschule von der Polizei, „Deinem Freund und Helfer", gehört hatte und dies in naiver Weise bis dahin auch geglaubt hatte. Wenn es Ihnen nicht so geht, dann können Sie jetzt beruhigt weiterblättern. Falls Sie jedoch auch schon ähnliche Erfahrungen gemacht haben, dann könnte eine Studie von Interesse für Sie sein, die kürzlich nicht irgendwo, sondern in *Lancet* publiziert wurde. Redelmeier und Mitarbeiter (4) gingen der Frage nach, ob sich die Ahndung von Verkehrsdelikten auf das Fahrverhalten auswirkt und zu einer Verminderung von Unfällen führen kann. Dieses Problem ist keineswegs trivial. Zwar ist Bestrafung als Mittel der Verhaltensmodifikation altbekannt, aber gerade in jüngster Zeit wieder Gegenstand intensiver Untersuchungen (7–9). Allerdings kann man keineswegs annehmen, dass sich jede Tätigkeit der Verkehrspolizei auf die Verkehrssicherheit positiv auswirkt. Im Gegenteil: Wem die Polizei nur grundlos Angst bereitet, der fährt nicht aufmerksamer, sondern nur ängstlicher (6, 10). Und wenn Autofahrer vor Radarfallen (und ohne sonstigen Grund) bremsen, so ist das unter Umständen gefährlich.

Andererseits sterben weltweit jedes Jahr etwa 1 Million Menschen an den Folgen von Verkehrsunfällen, also etwa 3000 jeden Tag (2, 5). Weitere 25 Millionen Menschen erleiden auf den Straßen der Welt jährlich eine Behinderung und allein in den USA werden die durch Verkehrsunfälle bedingten Kosten für die Gemeinschaft auf jährlich 200 Milliarden (kein Druckfehler!) Dollar beziffert. Wir haben uns an die Hiobs-Botschaften in den Medien gewöhnt, und nur die schwersten Unfälle – Massenkarambolagen auf der A8 im Nebel mit 90 Autos und vielen Toten – bringen es noch auf die erste Seite der Zeitungen oder in die Tagesschau. Der Tod im Straßenverkehr ist ansonsten zum Bestandteil des Alltags geworden, den man hinnimmt, wie etwa das Wetter. „Ich rase doch nicht so wie diese Leute", sagt sich ein jeder und gaukelt sich vor, dass er es in der Hand habe, ob es ihn trifft oder nicht, wider besseren Wissens.

Die Automobilindustrie tut sehr viel, um die heutigen Autos sicherer zu machen, von Sicherheitsgurten, besserem Licht und besseren Bremsen bis hin zu „sehenden" Autos, die notfalls bei Gefahr auch alleine bremsen (hier greift die Werbung eine zukünftige Entwicklung heute bereits auf) oder den Fahrer zumindest früher warnen und auf das Bremsen vorbereiten (1). Technische Verbesserungen haben in den vergangenen 50 Jahren zu einer Verminderung des Risikos tödlicher Unfälle um ungefähr 20 % geführt.

Das Hauptproblem sind jedoch weniger die Autos, sondern vielmehr die Fahrer. Ganz offensichtlich spielt die Psychologie des Fahrers bei Unfällen und deren Vermeidung eine wesentliche Rolle, auch wenn Jahrzehnte verkehrspsychologischer Forschung zur Persönlichkeit des „Unfallfahrers" keine praktisch brauchbaren Ergebnisse zutage fördern konnten. Statt mittels Methoden der differenziellen Psychologie der Persönlichkeitsstörung des habituellen Unfallverursachers nachzugehen, schlugen Redelmeier und Mitarbeiter (4) einen neuen Weg ein. Sie identifizierten alle 8975 Autofahrer der kanadischen Provinz Ontario, die in den 11 Jahren von 1988–1998 in einen tödlichen Verkehrsunfall verwickelt waren und hinterfragten, ob diese zuvor wegen eines Verkehrsdelikts bestraft worden waren. Hierzu wertete man 21501 bestrafte Verkehrsdelikte in einem Case-Crossover-De-

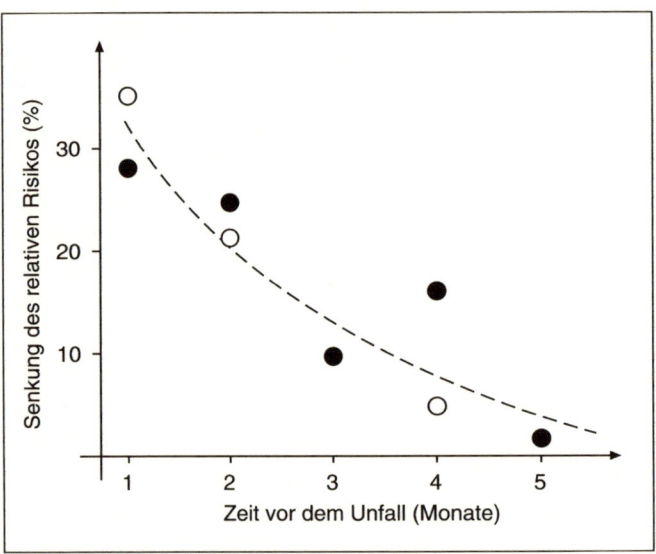

Abb. 1 Relatives Risiko für die Beteiligung an einem tödlichen Verkehrsunfall in Abhängigkeit vom Zeitpunkt eines davor geahndeten Verkehrsdelikts. Die beiden Kurven entsprechen 2 Analyseverfahren. Zum einen (weiße Kreise) wurde, wie im Text beschrieben, der Monat vor dem Unfall mit dem Monat des vorherigen Jahres verglichen. Zum zweiten wurde in einer erweiterten Analyse der Monat vor dem Unfall mit dem gesamten Jahr, zentriert um den Monat ein Jahr zuvor, verglichen, was die statistische Unschärfe reduziert und zu weniger Rauschen in den Daten führt (schwarze Kreise). Die Kurve dient der Verdeutlichung des Trends (Daten aus [4], Abb. 2).

sign dahingehend aus, wann genau sie auftraten. Jeder Autofahrer ist in dieser Auswertung seine eigene Kontrollperson, sodass die bekannten Einflüsse auf Unfälle – Persönlichkeit, Lebensgewohnheiten etc. – keinen Einfluss auf das Ergebnis haben konnten. Verglichen wurde die Häufigkeit von Verkehrsdelikten im Monat vor dem Unfall (135) mit deren Häufigkeit im gleichen Monat ein Jahr zuvor (204). In 6 Fällen waren die Fahrer während beider Zeiträume wegen eines Verkehrsdelikts bestraft worden. Hieraus lässt sich berechnen, dass die Ahndung eines Verkehrsdelikts (p = 0,0002) zu einer signifikanten Verminderung des Risikos, in einen tödlichen Verkehrsunfall verwickelt zu sein, um 35 % führt. Strafe hat also offensichtlich einen Effekt: Man fährt vorsichtiger und es kommt zu weniger Unfällen.

Dummerweise hält der Effekt nicht sehr lange an, wie entsprechende weitere Analysen zeigten (Abb. 1). Bereits 5 Monate nach dem geahndeten Verkehrsdelikt hat die Strafe keinen Effekt mehr auf die Zahl der tödlichen Unfälle. Gibt es Punkte und nicht nur eine Geldstrafe (die Kanadier haben eine ähnliches System für Verkehrssünder wie wir), so ist der Effekt deutlicher, am besten sind 2 Punkte, 4 und mehr haben einen kleineren Effekt.

Aus der Tatsache, dass – erstens – im Durchschnitt jeder Autofahrer etwa alle 5 Jahre einmal bestraft wird, sich – zweitens – sicherlich öfters falsch verhält und –

drittens – der Effekt einer Strafe nur 5 Monate anhält, könnte man folgern, dass häufigere Strafen die Zahl der Toten auf unseren Straßen reduzieren könnten. Obgleich Autoren ihre Daten in diese Richtung interpretieren, sind sie jedoch mit Recht vorsichtig. Der Mensch ist ein Gewohnheitstier und wenn hinter jeder Ecke ein Polizist steht, wird man sich eben selbst daran gewöhnen. Zudem stellen die Autoren auch die folgende Kostenrechnung auf: In den 11 Jahren Beobachtungszeitraum kam es zu 24 Todesfällen in Zusammenhang mit der Verkehrsüberwachung und der Bestrafung der Verkehrssünder: Autofahrer starben bei Verfolgungsjagten mit der Polizei, Unbeteiligte („bystanders") wurden in solche Unfälle verwickelt und 2 Polizisten wurden überfahren, während sie den Strafzettel ausfüllten. Was eine Verzwölffachung der Überwachung (um eine Bestrafung für jeden Autofahrer im Mittel alle 5 Monate zu erreichen) an Risikoerhöhung bringt, sei der Phantasie (und der mathematischen Kreativität) des Lesers überlassen. Fest steht in jedem Fall, dass Strafen, deren Sinn niemand einsieht (d. h. Radarfallen an 4-spurigen Ortsausfahrten und gerade nicht vor Schulen und Kindergärten) wenig Erfolg versprechend sind und den Bürger eher desensibilisieren. Es wird bei hierzulande etwa 5 500 Verkehrstoten pro Jahr höchste Zeit, dass wir Wegelagerei durch Wissenschaft ersetzen und die Polizei wieder zu dem wird, wofür ich sie als Schulkind hielt: dein Freund und Helfer.

Literatur

1. Hahn S, Hess M, Kreßel U, Rothe S, Spitzer M, Ziegler W. System zur Unterstützung des Bedieners einer technischen Einrichtung. Deutsches Patent- und Markenamt 2001, Patent-Nr. 19952506 vom 28.8.2001.
2. McCarthy M. Health impacts of transport: convicted drivers. Lancet 2003; 361: 2168.
3. Morrison DS, Petticrew M, Thomson H. What are the most effective ways of improving health through transport intervention? Evidence from systematic reviews. J Epidemiol Community Health 2003; 57: 327–33.
4. Redelmeier DA, Tibshirani RJ, Evans LX. Traffic-law enforcement and risk of death from motor-vehicle crashes: case-crossover study. Lancet 2003; 361: 2177–82.
5. Roberts I. War on the roads. British Medical Journal 2002; 324: 1107–8.
6. Sonderstrom CA, DuPriest RW, Maekawa K, Khaneia SC. Speeding. N Engl Journal M 1977; 297: 1356.
7. Spitzer M. Strafe muss vielleicht manchmal sein – durch Emotion zur Bestrafung, zur Kooperation. Nervenheilkunde 2002; 21: 116–8.
8. Spitzer M. Denkende Autofahrer und andere Mythen. Gehirn & Geist 2002; 2: 54–8.
9. Spitzer M. Vertrauen versus Sanktionen. Zum Wesen kooperativen Verhaltens. Nervenheilkunde 2003; 22: 165–7.
10. Tyler TR. Citizen discontent with legal procedures: a social science perspective on civil procedure reform. American Journal of Comparative Law 1996; 45: 871–904.

Kristall-Homöopathie
und Pyramidenresonanzenergie

Die folgende Geschichte stammt aus England und hat sich dort tatsächlich so abgespielt (1). Ein Mann besucht im Internet eine Web-Site für Gläubige von allerlei mystischen Dingen und kritisiert ganz offen die Kristall-Homöopathie. Bei dieser alternativen Heilmethode sind die Prinzipien der Homöopathie mit der heilenden Kraft der Kristalle verbunden. Diese wachsen bekanntermaßen in Höhlen während Tausenden von Jahren und nehmen dabei kleinste (um nicht zu sagen: homöopathische) Mengen verschiedenster Substanzen auf. Diese wiederum beeinflussen den Körper und insbesondere dessen Aura günstig, woraus sich die heilende Wirkung der Kristall-Homöopathie letztlich ableitet.

Wenn Sie diese Therapie für Scharlatanerie halten, dann geht es Ihnen genauso wie dem Engländer, der die Kristall-Homöopathie auf's Korn nahm. Dies löste unter den Anhängern der Kristall-Homöopathie einen Sturm der Entrüstung aus. Der Engländer jedoch gab sich so schnell nicht geschlagen, kopierte die Web-Site mit dem Manifest der Kristall-Homöopathen auf die Web-Site des Diskussionsforums und kritisierte dieses Manifest Satz für Satz als einen zynischen, die Leute für dumm verkaufenden wissenschaftlichen Unsinn.

Interessanterweise ließ sich hiervon jedoch erneut niemand überzeugen und noch mehr Menschen verteidigten die Kristall-Homöopathie. Was sie nicht wussten war, dass der Engländer selbst die Kristall-Homöopathie erfunden und die entsprechenden Web-Sites ins Netz gestellt hatte. Es war ihm darum gegangen zu zeigen, wie sehr manche Menschen wirklich jeden Unfug glauben und dann auch durch bessere Argumente nicht zu überzeugen sind. Die eingesandten Bestellungen für Kristalle samt der im voraus eingegangenen Geldbeträge gab er zurück.

Wer nun glaubt, dies sei ein britisches Phänomen, der irrt. Dass es auch bei uns diesen Glaubenswillen und solche Phänomene gibt, und sogar noch viele mehr, zeigte mir wieder einmal sehr eindrücklich ein Besuch der Esoterik- und Gesundheitstage, die am 3. und 4. Mai 2003 in Neu-Ulm stattfanden. Es war für jeden etwas dabei, neben der üblichen gesunden Nahrung, Heilsteinen, Wellness- und Bio-Energieprodukten, Handlesen und Charakteranalyse der Unterschrift gab es auch Auraberatung, Massai-Barfuß-Technologie, Power Mind, mentales Coaching, Organverjüngung mit Tachyonen-Technologie („Seminar für Vertikalität" bei einem „zertifizierten Tachyonen-Trainer"), synergetische Musiktherapie, Inspiritos-Philosophie, Phi-Lambda-Technologie, neue Homöopathie (die alte berücksichtigt zu wenig die bösen Umweltschwingungen) sowie die Chi-Maschine (lässt elektrisch im Liegen die Füße wackeln, 15 Minuten sind so gut wie 90 Minuten Spazieren-gehen) und Benny, den Energiebären, der die Mikrozirkulationseigenschaften des Blutes im Dunkelfeldmikroskop nach Prof. Enderlein nachweislich verbessert, wenn man ihn vor die Brust hält.

Es war schwer, aus der Fülle der angebotenen Vorträge auszuwählen, und so ent-schied ich mich für den Vortrag „Aufspürung von Störstrahlung und deren Beseiti-gung mittels Einhandrute und Pyramidenresonanzenergie" (der Name des Vor-tragenden ist dem Autor bekannt). Von überall, so begann der Vortrag, komme Strahlung, vom Weltraum und aus der Erde, aus den Dingen und aus uns. Es gibt – wie immer im Leben – gute und böse Strahlen, natürlich auch starke und schwa-che. Zum Glück kann man diese leicht mit der Einhandrute, einem Stück Draht mit einer Metallkugel am Ende, diagnostizieren. Hält man die Rute von ca. 50 cm Länge über einen Apfel, so pendelt sie entweder bejahend (nickend) auf und ab – der Apfel kann gegessen werden – oder warnt durch horizontales Hin- und Her-pendeln verneinend (den Kopf schüttelnd) vor dem Verzehr der durch giftige Strah-lung verseuchten Frucht.

Und wie gut, dass man nicht nur diagnostizieren, sondern auch etwas tun kann. Mit dem Erwerb einer Mega-Power-Pyramide aus Kunststoff für schlappe 350 Euro (die nicht nur etwa so aussieht wie eine Nachttischlampe, sondern sich dank der eingebauten Glühbirne sogar wirklich so verwenden lässt, als kleiner Neben-effekt sozusagen) kann man „das gesamte Frequenzspektrum des Universums" auf-nehmen und als „ultrafeinstoffliche Schwingung" wieder abstrahlen, wie der Pro-spekt und der Redner verkündeten. Es wurde auch vorgeführt: Hatte die Einhand-rute beim erwähnten Obst noch vor wenigen Minuten böse Energiefelder angezeigt, so pendelte sie sich nun bei den zweiten Messungen bei guter Energie mit hoher Stärke ein. Mehr noch: Auch Krankheiten lassen sich heilen, die Konzentration ver-bessern, das Trinkwasser optimieren, Giftstrahlen aus Möbeln und Kleidung in positive Energie umwandeln etc. Dank mehr als 20-jähriger Forschung sei es nun gelungen, seine Pyramide so zu verstärken, dass ihr Effekt auch noch in 55 km Ent-fernung nachweisbar sei.

Nach dem Vortrag wurde kurz diskutiert: Nein, die Pyramide wirke auch, wenn man nicht daran glaubt, meinte der Vortragende zum – übrigens einzigen – skep-tischen Einwand in Hinblick auf einen möglichen Placeboeffekt. Meine Frage nach kostengünstigeren, schwächeren Pyramiden wurde dahingehend beantwortet, dass die Leistung zwar für Äpfel und Apfelsinen auch im weiteren Umkreis leicht aus-reiche, man aber bei Krankheiten auf die volle Leistung des neuesten Gerätes nicht verzichten sollte: Bei herannahendem Schnupfen beispielsweise brauche der Er-krankende sich nur 10 Minuten vor die leistungsstarke Pyramide zu setzen, bei den schwächeren (ab 150 Euro) wären 40 oder 50 Minuten nötig. Ich überlegte noch, ob ich versuchen sollte, den Mann von der Unsinnigkeit seiner Argumentation zu überzeugen – wenn man bedenkt, dass die Energie mit dem Quadrat der Entfer-nung abnimmt, dürfte sich die Wirkungen der beiden Pyramiden so nahe am Wirkort daher nicht so sehr unterscheiden etc. –, aber ich ließ es. Die nächste Vortragende stand schon in der Tür, und auch das Publikum wechselte.

Jetzt ging es um „die neue Schwingung der Erde" und die Zuhörer erfuhren, dass die Geistwelt uns alle vor dem Untergang bewahrt hat. Die Plattentektonik sei durcheinandergekommen und gerade in Deutschland hätten ca. 8 Millionen Menschen starke Erschütterungen gespürt. Jedoch dadurch, dass sie sich bei einer Bewegung der Erde nach links einen Ruck nach rechts gegeben haben (und umgekehrt), haben sie das Schlimmste verhindern können, und dies nach Aussagen der amerikanischen Kollegen mit den stärksten Kraftfeldern. Sie selber (die Vortragende; Name dem Autor bekannt) habe immer wieder, vor allem beim Autofahren, bemerkt, wie das Auto gelegentlich stark in eine Richtung gezogen hätte … Als es anschließend noch um das Praktizieren einer Atemübung ging, mit der man die neue Schwingung der Erde besonders günstig auf sich wirken lassen könne, verließ ich den Saal und ging die Stände entlang. „Es ist wie beim Weihnachtsmarkt" (und roch auch so ähnlich, weniger Zimt, mehr Räucherstäbchen), dachte ich bei mir, als ich den Stand mit den Pyramiden erreichte und sah, wie ein Besucher des Vortrags eine Hochleistungspyramide mitsamt roter Glühbirne (wohl für den Nachttisch), Programmieranweisung und Einhandrute zur Diagnostik im Komplettpaket erwarb.

Den erfahrenen Psychiater kratzt all dies wenig, denn er kennt es ja, in akuterer Form, aber nicht selten gerade deswegen auch besser behandelbar. Doch einen Schritt weiter gedacht, so stellt sich zwangsläufig die Frage, wie es zu diesen Phänomenen kommen kann, die ganz offensichtlich weiter verbreitet sind, als man dies gerne annimmt. Das Problem stellt sich wie folgt:

Gehirne sind im Laufe der Evolution entstanden, um mit der Realität in immer effizienterer Weise umzugehen. Dies beinhaltet in der Regel, dass die Realität stets exakter bzw. detailreicher intern repräsentiert wird, sodass die Reaktionen des Organismus auf die Realität zunehmend differenziert und komplex sein können. Zweifelsohne trifft dies in ganz besonderem Maße auf das menschliche Gehirn zu, dessen Komplexität uns ein praktisch unbegrenztes Repertoire an Erlebnis- und Verhaltensweisen erlaubt. Wie schon mehrfach an dieser Stelle diskutiert, ist unser Gehirn in der Lage (tut nichts lieber und kann sowieso nichts anderes) aus scheinbar oder tatsächlich regelhaftem Input die dahinsteckenden Regeln zu extrahieren und auf sich abzubilden, d. h. längerfristig zu repräsentieren (2).

Hierbei ist das Gehirn mitunter sehr „kreativ" und entdeckt Regeln selbst dort, wo keine sind (3). Weil das Gehirn zudem ein permanent arbeitender Geschichtengenerator ist, sieht es nicht nur Regeln, wo keine sind, sondern erfindet auch noch Geschichten, die diese Regeln mehr oder weniger plausibel erscheinen lassen. Warum aber tut es das? Warum, so muss man fragen, sind die ersten Menschen, deren Denken formal in diese Richtung abwich, nicht gleich durch die harte Realität vernichtet worden (4)?

Stellen wir uns eine Horde Menschen in der Wiege der Menschheit, Afrika, vor. Bekannterweise haben sich Menschen sehr rasch über den gesamten Erdball ausgebreitet und es ist leicht abzuschätzen, dass es dazu immer wieder des Aufbruchs einer Gruppe in eine neue, bis dahin unbekannte Umgebung bedurfte. Nur wer es also schaffte, sich selbst und eine Gruppe von Anhängern davon zu überzeugen, dass die Lebensbedingungen jenseits des Horizonts mindestens so gut sind wie am bisherigen Aufenthaltsort, war in der Lage, die Sicherheit des Status Quo zu verlassen und anderswohin zu gehen. Dies wird oft nicht geklappt haben; manchmal aber doch. Wichtig ist, dass sich nur diejenigen ausgebreitet haben, die über genau solche Denkstrukturen verfügten. Wer die Sicherheit der Realität dem Risiko des Unbekannten vorzog, gehörte mithin nicht zu den Vorfahren der weltweit verbreiteten Spezies Homo sapiens sapiens.

Sind also der Ausbreitungserfolg der Art Mensch und die Neigung zu unbegründeten Behauptungen nur 2 Seiten der gleichen Medaille? – Wo Risikobereitschaft aufhört und Aberglauben anfängt und wo wiederum dieser aufhört und Glauben anfängt (es gibt weltweit etwa 100 000 Religionen, von denen jede behauptet, sie sei die richtige), mag jeder für sich entscheiden.

Literatur

1. Anonymus. Feedback. New Scientist 2003; 177 (2384): 92.
2. Spitzer M. Die Regeln lernen, aber wie? Nervenheilkunde 1999; 19 (2): 100–1.
3. Spitzer M. Der Muster- und Regelgenerator. Nervenheilkunde 2002; 21 (6): 326–8.
4. Spitzer M. Evolution und Psychopathologie – heterozygote und kulturabhängig-homozygote Fitness. Nervenheilkunde 2002; 21 (3): 144–8.

Ground Zero

Es hat etwas Beklemmendes, am Ground Zero zu stehen. Dort, wo bis zum 11. September 2001 die beiden höchsten von Menschen gebauten Häuser an den Wolken kratzten (Abb. 1a) und Zehntausende von Menschen arbeiteten, ist jetzt ein Loch (Abb. 1b, Abb. 2). Selbst der hohe Bauzaun, die Bauwagen und das allgemeine Chaos in der Grube, nebst dem angrenzenden durch den Einsturz des Südturms abbruchreifen Hochhaus, können nicht verhindern, dass man nachdenklich wird. „Warum?" und „Wie Weiteres verhindern?" sind Fragen, die aufdringlich im Geist bohren.

Einfache Erklärungen gibt es nicht. Die Täter hatten eine „westliche" Schul- und Hochschulausbildung, waren weder dumm noch bettelarm, noch war ihre Lebenssituation aussichtslos. Sie hatten jedoch mehr als 1 Jahr in einem Spezialcamp für Selbstmordattentäter verbracht. Dort wurden ihnen ganz offensichtlich alle notwendigen Fähigkeiten, vor allem die Befähigung zu einem Monate oder Jahre währenden Leben unter „normalen" Menschen mit gleichzeitigem Plan zum Selbstmord beigebracht (1). Die Täter waren auch nicht geisteskrank. Aber als Menschen verfügten sie einfach wie alle Vertreter dieser Spezies über ein altbewährtes bewertendes Dopaminsystem. Und dieses wirkt – nur bei der Spezies Mensch – auf ein explosionsartig gewachsenes Frontalhirn ein und sorgt auf diese Weise dafür, dass neu generierte Bedeutungen beständig mehr oder weniger ins Kraut schießen und dieses Kraut dann auch noch zu mehr oder weniger kohärenten Geschichten versponnen wird (2, 3). Wir alle tun dies. Dauernd. Nichts Besonderes also.

Läuft man durch die Straßen von New York, der Welt-Kulturstadt mit mehr Musicals als irgendwo sonst, dem Schmelztiegel von mehr Nationen auf einem dichten Haufen als sonst in der Welt, der jetzt schon vorhandenen Implementation der Zukunft, dann stellt sich unweigerlich die Frage, ob so die Zukunft der Menschheit aussieht: Passanten, die einen anrempeln und weder zurückschauen noch sich entschuldigen; Geschäfte mit Waren, die entweder hoffnungslos überteuert oder nutzlos oder beides sind; Verkäufer, die in sehr aggressiver Manier ahnungslosen Touristen jeglichen Schrott verkaufen; hauswandgroße Fernseher mit laufenden Werbespots und Börsennachrichten, dazu die sprichwörtlichen New Yorker Autofahrer, der Lärm, der Dreck, der Gestank, die schwüle Hitze aus den U-Bahnschächten …

Nein, so stellen wir uns hierzulande die Zukunft nicht vor (vielleicht eher die Hölle), und so wollen wir sie auch nicht. Wie kann es dann so etwas wie New York geben – niemand würde einen Lebensraum in dieser Art gezielt gestalten –, muss man fragen, und warum wollen so viele Menschen hier leben (was die hohen Mietpreise klar dokumentieren)?

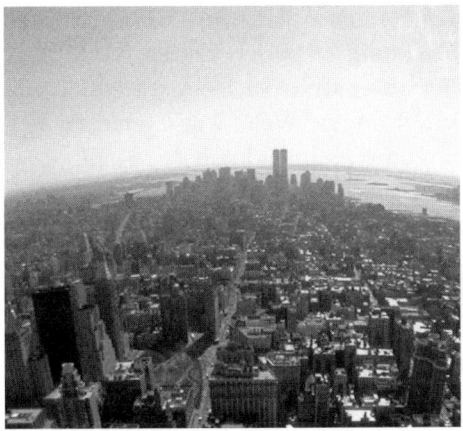

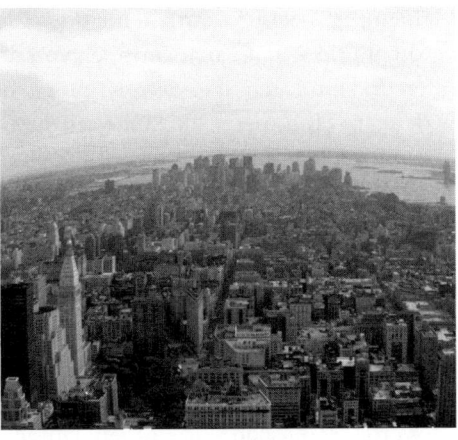

Abb. 1a Blick vom Empire State Building im April 2001 auf die Skyline von New York mit den Twin Towers, den beiden Türmen des World Trade Centers.

Abb. 1b Gleiche Blickrichtung wie in Abbildung 1a, aufgenommen im Juli 2003 ohne die Twin Towers.

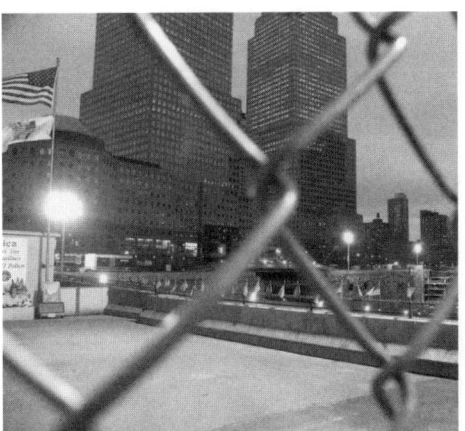

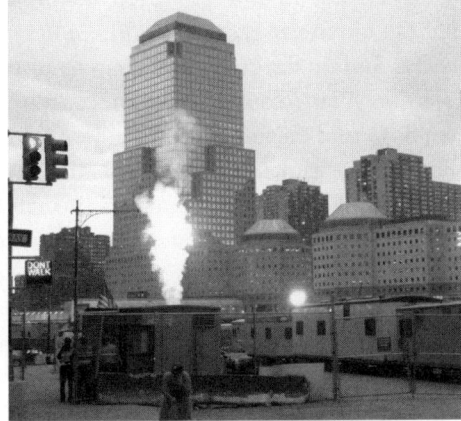

Abb. 2 Ground Zero, eine hässliche Narbe in der Stadt New York, abgesperrt mit hohem Drahtzaun (links) und angefüllt mit Baubuden und Schutt (rechts).

Zum einen ist hier alles im Fluss. Die wenigsten kommen nach Manhattan, um hier zu bleiben. New York war und ist eine Durchgangsstation für Hunderttausende von Einwanderern. Die kleinen Geschäfte an jeder Ecke, die 24 Stunden täglich die Menschen mit Kaffee, einem Muffin oder Donut und der Zeitung (was braucht man sonst zum Leben?) versorgen, wurden vor 70 Jahren von Italienern betrieben, vor 30 Jahren von Vietnamesen und heute von Iranern, Indern und anderen Menschen aus dem mittleren und fernen Osten. Jede Einwanderer-Generation muss hier durch, arbeitet 14–16 Stunden täglich, schläft mit 14 anderen in einer kleinen heruntergekommenen Bude, die den Namen Apartment eigentlich nicht verdient und schlägt sich getragen von der Hoffnung auf bessere Zeiten durch. „Satt essen und ein Dach über dem Kopf", d. h. viel besser als in der Heimat, werden viele denken. Und dieser Gedanke wird sie weiterbringen. Wenn Rot-China erst einmal seine Grenzen öffnet ... schießt es einem unweigerlich durch den Kopf.

Weil alles im Fluss ist und immer viele da sind, die unter den widrigsten Bedingungen hart arbeiten, ist schon einmal hinsichtlich Kaffee und Müllabfuhr für das Nötigste gesorgt. Darauf ordnen sich dann Schicht für Schicht die anderen Geschäfte, die Verwaltungen dieser Geschäfte, die Verwaltungen, die diese wiederum verwalten und die ganze hierfür notwendige Infrastruktur. Hinzu kommen Millionen von Touristen, die ihr Geld im Big Apple (wie New York in den USA auch genannt wird) lassen.

Werden Menschen in einigen Jahrzehnten alle oder zumindest mehrheitlich so leben? – Ich glaube nicht. Und hierfür gibt es Gründe. Zum einen verhält sich New York zu, sagen wir, Ulm, wie eine entdifferenzierte Krebsgeschwulst zu normalem Gewebe: Lebensfähig nur, da ansonsten ein (noch) intakter Organismus besteht, unterhalten von der Infrastruktur der Umgebung, innerlich oft schon am eigenen Bedarf zerfallend und nur durch weiteres Wachstum überhaupt gekennzeichnet. Jeder Tag ein neuer Kampf, und man hat den Eindruck, jeder gegen jeden.

Das System funktioniert zweitens überhaupt nur fern von jedem Gleichgewicht. Hier Nachhaltigkeit zu fordern, „sustainability", kommt einem nicht nur nicht in den Sinn und erscheint absurd, der Gedanke ist auch systematisch falsch. Der eine schiebt den Einkaufswagen mit all seiner Habe; der andere lässt sich in einer Limousine, deren Länge sich nicht einmal durch die Vorliebe für Liegendtransport – wohl aber durch „conspicuous consumption", den für jedermann sichtbaren sinnlosen Verbrauch – zu rechtfertigen ist, sänftengleich und voll klimatisiert mit einem Cocktail in der Hand (und in der anderen vielleicht ein oder zwei Blondinen) durch die Gegend chauffieren. Die unglaublichen sozialen Unterschiede halten New York am Leben. Gäbe es sie nicht, würde New York nicht existieren.

Zum Dritten kann man hier studieren, wozu Menschen in Extremsituationen fähig sind; nicht am 11. September 2001, sondern in der Extremsituation des hier ganz normalen Alltags. Aber die Menschen bleiben nicht hier, sie überleben, da sie einen Traum haben, den American Dream, wie ihn manche nennen, und der in den Werbespots aller Fernsehkanäle zu sehen ist: Häuschen im Grünen, Auto, zwei Kinder, Hund, Fernseher, Telefon, Cornflakes und Cola. Ob die Zukunft aller Menschen *so* aussieht, sei dahingestellt.

Literatur

1. Atran S. Genesis of suicide terrorism. Science 2003; 299: 1534–9.
2. Spitzer M. Macht und Ohnmacht von Geschichten. Nervenheilkunde 2000; 19 (1): 7–8.
3. Spitzer M. Selbstbestimmen. Gehirnforschung und die Frage: Was sollen wir tun? Heidelberg: Spektrum Verlag 2003.

Sucht-Gedanken

Die Entscheidung der Holländer, Cannabis in Apotheken als Medizin abzugeben, hat die Sucht wieder einmal ins Rampenlicht des medialen Tagesgeschehens rücken lassen. Mit Berichten über Haschisch auf Krankenschein und ähnlich Gelagertem wurde dabei wie üblich die Chance verpasst, bei der Bevölkerung Klarheit zu schaffen. Stattdessen die bekannten emotionalen Wogen: Bei uns ist das undenkbar, wir halten die Fahne der Suchtgegner aufrecht, kämpfen den *war on drugs* und erforschten Haschisch und Marihuana allenfalls im Reagenzglas.

Es ist nur ein schwacher Trost, dass die Lage auch in den USA nicht besser ist. Dort wird gerade darüber diskutiert, ob Fast Food süchtig macht und ob man daher McDonalds und Co. der bewussten Gesundheitsschädigung bezichtigen und sie, analog der Vorgänge um die Zigarettenindustrie, auf Milliarden Schadensersatz verklagen kann. Das Argument der Rechtsanwälte ist einfach: Wenn die Wissenschaft feststellt, dass viel Zucker und Fett auf die gleichen zentralnervösen Strukturen im Gehirn wirken wie Nikotin, Heroin und Kokain, dann sind Marshmallows, Hamburger und Milkshakes als ebenso gefährlich einzustufen und müssen entweder verboten oder mindestens entsprechend gekennzeichnet (und hoch versteuert) werden wie Zigaretten (11).

Die Wahrheit liegt etwas anders: In der Medizin wird auch hierzulande der aktive Inhaltsstoff von Cannabis seit Jahren eingesetzt, eine Firma in Frankfurt stellt die Tabletten (Dronabinol; enthält 5 mg Tetrahydrocannabinol, THC) her und bei entsprechender Indikation (und der gebotenen Vorsicht in Hinblick auf Missbrauch) wird das Medikament auch eingesetzt. Dass in Deutschland an Cannabis nur im Reagenzglas geforscht wird, stimmt ebenfalls nicht: Selbst in der kleinsten Universitätspsychiatrie Deutschlands, im verträumten Ulm, läuft eine klinische Studie zur Anwendung von THC bei Patienten mit chronischen Schmerzen.

Prinzipiell ist längst bekannt, dass das Gehirn selbst Cannabinoide herstellt, und es existieren auch Ideen darüber, an welchen physiologischen Regulationsprozessen diese Moleküle im Gehirn beteiligt sind (10). Die Situation stellt sich damit ähnlich wie bei den Opiaten dar: Erst waren sie Suchtstoffe, dann erkannte man ihre medizinischen Wirkungen und schließlich folgte die Erkenntnis, dass das Gehirn selber welche erzeugt. Die Forschung zu Opiaten erbrachte damit nicht nur eine enorme Erweiterung unseres Wissens in Hinblick auf grundlegende Gehirnfunktionen, sondern auch deutlichen medizinischen Fortschritt in der Schmerzbekämpfung. Es ist für alle Menschen, die von Schmerzen geplagt sind, ein Segen, dass die Erforschung der Opiate bis in die 60er-Jahre noch weitgehend unbehindert durch bürokratische Hindernisse und politische Querelen erfolgen konnte. Was hingegen heute geschieht, sei anhand eines Beispiels kurz dargestellt (3).

Rick Doblin erreichte im Juni 2002 nach langem Ringen die Genehmigung der sehr strengen US-amerikanischen Arzneimittelbehörde FDA, eine Studie zur Wirksamkeit von Ecstasy (MDMA) bei 20 Patienten mit posttraumatischer Belastungsstörung (PTSD) durchzuführen. Nachdem er im Juli 2002 auch die Zustimmung der lokalen Ethikkommission erhalten hatte, schien der Untersuchung nichts mehr im Wege zu stehen. Im September zog dann die Kommission ihr Votum wieder zurück, was zu Änderungen im Studiendesign und daraufhin zur erneuten Zustimmung führte. Diese wurde kurze Zeit später jedoch ohne Nennung von Gründen wieder zurückgezogen. Eine zweite Ethikkommission wurde bemüht, die sich einverstanden erklärte, wenn weitere sehr kostspielige Auflagen erfüllt seien. Eine dritte Ethikkommission lehnte die Begutachtung aus Angst vor möglicherweise auf sie zukommende hohe Schadensersatzforderungen ab, sodass Doblin nun mit der vierten Ethikkommission verhandelt – wohlgemerkt, dies alles beim Vorliegen der Genehmigung durch die FDA.

Irgend etwas stimmt hier ganz offensichtlich nicht. Weder sollten Ethikkommissionen willkürlich handeln können, noch sollte ein Wissenschaftler so lange Ethikkommissionen bemühen können, bis er ein positives Votum erhält. Wer meint, dies sei ein Problem der Amerikaner, der irrt: Auch hierzulande dauert die Beantragung einer wissenschaftlichen Studie, die die Gabe von Designerdrogen an gesunde Probanden involviert, Jahre, wie der Autor aus eigener Erfahrung weiß. Diese Zeit vergeht nicht zuletzt deswegen, weil die Bundesbehörde ihre Zustimmung gibt, wenn die lokalen Gremien zugestimmt haben, *und umgekehrt*. Das Problem ist zu beiden Seiten des Atlantiks das gleiche: Wirklich Verantwortung übernehmen will niemand (auch wenn bei Problemen sowieso der Mediziner seinen Hut nimmt und bei Erfolg sich Politik und Verwaltung auf die Schultern klopfen).

Dabei gibt es großen Forschungsbedarf hinsichtlich Substanzen, die illegal als Suchtstoffe verwendet werden. Nicht nur wegen der Einsicht, dass diese Stoffe ganz offensichtlich wesentliche Funktionen im Gehirn auf sehr spezifische Weise beeinflussen können – man denke nur noch einmal an die Opiate –, sondern auch wegen der notwendigen Kenntnis ihrer Wirkungen, um Suchtkranken eine bessere Behandlung ermöglichen zu können. Hierzu noch 2 interessante Befunde aus der Wissenschaft, die es leider nicht in die Tagespresse schafften.

1. Drogensüchtige werden bekanntermaßen besonders dann rückfällig, wenn sie sich in ihrer alten Umgebung befinden. Die Theke und die Musik, der Aschenbecher und der Geruch, die Spritze und die alten Bekannten bewirken das Bestellen des Bieres, den Zug an der Zigarette oder den nächsten Druck. In diesem Zusammenhang ist gerne vom Suchtgedächtnis die Rede, d. h. von suchtspezifischen assoziativen Verknüpfungen, die neutralen Sachverhalten eine besondere Bedeutung beim Triggern von Rückfällen verleihen. Um diesen Sachverhalt genauer zu untersuchen, gingen West und Mitarbeiter (12) der Bedeutung des Suchtgedächtnisses für Rückfälle im Tierversuch nach. Sie trainierten

Ratten, einen Hebel zu drücken, um Kokain zu erhalten, aber nur, wenn zugleich ein bestimmter Ton aus dem Lautsprecher zu hören war. Die Ratten lernten also, den Ton mit den Wirkungen der Droge zu verbinden. Danach wurde der Hebel (und damit die Möglichkeit, sich Kokain zu verschaffen) aus dem Rattenkäfig für einige Wochen entfernt. Die Ratten machten einen Entzug durch und mussten ihre Sucht gezwungenermaßen aufgeben. Wurde der Hebel daraufhin wieder in dem Rattenkäfig installiert, nahmen die Ratten zunächst keine Notiz von ihm. Dies änderte sich jedoch, als die Tiere den Ton hörten: Nun drückten sie den Hebel wieder.

Mittels implantierter Elektroden konnte nachgewiesen werden, dass der Ton Neuronen im Nucleus accumbens aktiviert, also in genau derjenigen Schaltstelle, die Input von dopaminergen Neuronen der Area A10 erhält und ihn auf opioiderge Neuronen umschaltet, die ins Frontalhirn projizieren (6, 8, 9). Dass diese Neuronen noch lange nach dem Abklingen der Suchtverhaltensweisen die belohnenden Wirkungen des Suchtstoffs mit der Umgebung seiner Aquisition (dem Ton) assoziieren, zeigt an, dass hier – mitten in der Schaltstelle für Bedeutungszuweisung, positives Erleben und (im pathologischen Fall) Suchtverhalten – die suchtspezifischen assoziativen Verknüpfungen repräsentiert sind. Die Studie gehört damit zu den wenigen Untersuchungen zur Neurobiologie des Rückfalls (nicht des andauernden Suchtverhaltens) und hilft die oft verheerenden Effekte des Suchtmilieus auf erneutes Suchtverhalten beim Menschen zu verstehen.

2. Selbst starke Suchtstoffe wie Heroin, Kokain oder Nikotin machen nicht jeden Menschen und auch nicht jede Ratte süchtig. Es hängt vielmehr von der genetischen Ausstattung eines Organismus ab, wie sehr er auf einen Suchtstoff mit der Entwicklung von Suchtverhalten reagiert. Man kann „resistente" und „anfällige" Rattenstämme durch Paarung von Ratten, die in Tests zum Suchtverhalten als besonders anfällig oder besonders wenig anfällig abschneiden, innerhalb weniger Generationen züchten (2, 4); und auch beim Menschen ist durch Zwillings- und Adoptionsstudien (1) geklärt, dass die Veranlagung zur Sucht eine deutliche genetische Komponente aufweist.

Wie würden sich nun Suchtkranke verhalten, wenn sie über ihre eigene genetische Prädisposition zur Sucht Bescheid wüssten? Nehmen wir an, wir teilten Ihnen mit, dass Sie eine erhebliche vererbte Neigung zur Sucht aufweisen. Würden Sie dann eher in eine Therapie einwilligen oder würden sie gleich die Flinte ins Korn werfen, nach dem Motto, was soll die Therapie, wenn ich die Veranlagung ja ohnehin habe?

Um dies zu ermitteln, befragten Wright und Mitarbeiter (13) 269 Raucher nach ihrer Reaktion auf die Mitteilung der Resultate eines genetischen Tests. Die Probanden sollten sich vorstellen, dass bei ihnen ein zur Nikotinsucht prädisponierendes Gen nachgewiesen worden war und dass sie ein Medikament (Zyban®) erhalten könnten, dass ihnen bei der Raucherentwöhnung hilft. Die Ergebnisse der Befragung zeigten Folgendes: Erstens hatte der Test keinen Einfluss auf den Entschluss, sich das Rauchen abzugewöhnen oder nicht. Zweitens waren jedoch diejenigen, die sich bereits dazu entschlossen hatten, das Rauchen aufzugeben, und vermeintlich ein suchtpositives Gen hatten, fast fünfmal häufiger bereit, medizinische Hilfe beim Entzug (also z. B. eine unterstützende Behandlung mit Zyban) zu akzeptieren als diejenigen, die sich vorstellen sollten, das Gen nicht zu besitzen. Es scheint also so zu sein, dass das Wissen um eine genetische Veranlagung die Menschen eher akzeptieren lässt, ihr Problem als ein medizinisches zu sehen und sich entsprechend helfen zu lassen. Dies ist keineswegs nur für die Therapie der Nikotinsucht mit Zyban (unter dem sich die Erfolgschancen eines Entzugs tatsächlich verdoppeln [5]) von Bedeutung, sondern auch für andere psychiatrische Krankheitsbilder. Wer erst einmal verstanden und für sich akzeptiert hat, dass er krank ist, ist eher bereit, sich auf eine Behandlung einzulassen als derjenige, der glaubt, nur Probleme zu haben, die er lösen muss. Nachdenklich stimmt allerdings der dritte (zufällig erhobene) Befund der Studie, dass ein Viertel der Studienteilnehmer ihr Testresultat nicht verstanden haben, obwohl es sich um eine sehr einfache Situation gehandelt hatte: Das Gen für die Veranlagung war vermeintlich an- oder abwesend – Punkt. Da der Erbgang vieler Eigenschaften bzw. Krankheiten und Dispositionen nicht autosomal dominant ist, sondern polygen mit mehr oder weniger Penetranz und mit Wechselwirkungen zwischen Faktoren, die in unterschiedliche Richtungen wirken, erlaubt dies den Schluss, dass Menschen zwar von genetischer Beratung profitieren können, aber nur, wenn man sich wirklich Mühe gibt. Menschen unterliegen nicht einfach ihren Veranlagungen, sondern können sich zu ihnen verhalten. Darin unterscheiden sie sich vom Tier.

Ach ja, und natürlich liegen die amerikanischen Rechtsanwälte wieder einmal voll daneben: Unser Belohnungssystem ist phylogenetisch schon recht früh entstanden, um das Auffinden von Nahrung und Geschlechtspartnern zu garantieren. Im Laufe der Evolution stieß es dann gewissermaßen auf ein immer größeres Frontalhirn, welches zunehmend differenzierte und komplexe Bewertungsfunktionen ermöglichte (6–9). Suchtstoffe wirken, indem sie dieses System gleichsam usurpieren. Wer also behauptet, Zucker und Fett machten süchtig, weil sie auf die gleichen Gehirnregionen einwirken wie Suchtstoffe (Motto: Zucker wirkt wie Heroin, weil Heroin wie Zucker wirkt), der hat nicht begriffen, was Suchtstoffe überhaupt sind, und läuft logisch im Kreise.

Literatur

1. Gastpar M, Mann K, Rommelspacher H. Lehrbuch der Suchterkrankungen. Stuttgart: Thieme 1999.
2. Gölz J. Moderne Suchtmedizin. Stuttgart: Thieme 1999.
3. Kleiner K. Why not just say yes? New Scientist 2003; 179 (Nr. 2407): 26.
4. Mann K, Buchkremer G. Sucht: Grundlagen, Diagnostik, Therapie. Ulm: Fischer 1998.
5. Richmond R, Zwar N. Review of bupropion for smoking cessation. Drug Alcohol Rev 2003; 22 (2): 203–20.
6. Spitzer M. Besser als gedacht: Lernen, Dopamin und Neuroplastizität, Geist & Gehirn. Nervenheilkunde 2001; 20 (7): 417–9.
7. Spitzer M. Schokolade im Kopf. Nervenheilkunde 2001; 20: 531–3.
8. Spitzer M. Dopamin in der Wohngemeinschaft, Editorial. Nervenheilkunde 2002; 21 (4): 166–8.
9. Spitzer M. Dopamin und Seidenmalerei, Editorial. Nervenheilkunde 2002; 21 (9): 447–9.
10. Spitzer M. Heilversuch bei schwerer posttraumatischer Belastungsstörung mit einem Cannabispräparat. Nervenheilkunde 2003; 22: 111–2.
11. Szalavitz M. Enough is enough. New Scientist 2003; 179 (Nr. 2409): 23.
12. West M et al. Persistent cue-evoked activity of accumbens neurons after prolonged abstinence from self-administered cocaine. J Neurosci 2003; 23: 7239.
13. Wright A et al. The impact of learning of a genetic predisposition to nicotine dependence: an analogue study. Tob Control 2003; 12 (2): 227–30.

Verstoßen im Scanner: Ablehnung schmerzt

Gemeinschaft macht Spaß, ausgestoßen sein hingegen ist schmerzlich. Das kann jeder auf der Straße beobachten: Drei Kinder spielen Basketball und sind fröhlich. Plötzlich kommt es aus irgendeinem ebenso unwichtigen wie sinnlosen Grund zum Streit und es spielen nur noch zwei miteinander. Der Dritte steht abseits und ärgert sich. Er fühlt sich ausgestoßen, zurückgelassen, abgelehnt. Was geht wohl in ihm vor?

Um dies herauszubekommen, verlegten Eisenberger und Mitarbeiter (3) die geschilderte Situation in einen Magnetresonanztomographen. Dort gibt es jedoch weder einen Korb noch einen Ball noch Mitspieler, denn die „Röhre" ist bekanntermaßen schon für eine Person recht eng. Man spielte also virtuell, via Knopfdruck und Mattscheibe, und warf sich zusammen mit zwei Spielern einen virtuellen Ball auf einem virtuellen Spielfeld gegenseitig zu. Bei einem solchen Spiel ist nahezu das ganze Gehirn gefordert: Wahrnehmen, Entscheiden und Bewegen (wenn auch nur den Joystick) laufen zugleich und ineinander verzahnt ab. Der Nachweis einer spezifischen, mit der emotionalen Verarbeitung des Ausgestoßenseins korrelierten Aktivierung des Gehirns steht und fällt daher mit der richtigen Kontrollbedingung.

Die Autoren gingen dazu wie folgt vor: Den 13 Versuchspersonen (die fürs Mitmachen jeder 25 Dollar erhielten) wurde zunächst mitgeteilt, dass sie nachher im Scanner mit zwei anderen Versuchspersonen, die andernorts ebenfalls in Scannern liegen würden, virtuell Ball spielen können. Solche Studien mit mehreren interagierenden Versuchspersonen in vernetzten Scannern mit vernetzter experimenteller Kontrolle gibt es tatsächlich (6), worauf bei der Instruktion der Versuchspersonen hingewiesen wurde.

Als diese dann in der Röhre lagen, wurde ihnen jedoch gesagt, dass es mit der Verbindung zu den anderen beiden Spielern noch technische Schwierigkeiten gäbe, man aber schon mal mit der Untersuchung anfange. Dann sahen die Versuchspersonen jeweils, wie sich zwei virtuelle Spieler, eben die anderen beiden, einen Ball zuwarfen (Phase 1). Da sie noch nicht verbunden waren, konnten sie nichts weiter machen als zuschauen. Dann klappte die Verbindung plötzlich (Phase 2 des Experiments) und die Vesuchspersonen konnten mitspielen, den Ball virtuell werfen etc. Nach einer Weile jedoch geschah Folgendes (Phase 3): Plötzlich warfen sich die anderen beiden Spieler den Ball gegenseitig zu, ohne den dritten Spieler mit einzubeziehen. Der tat also genau dasselbe wie in Phase 1: Lag im Scanner und schaute zu, wie zwei andere miteinander Ball spielen. Allerdings gab es einen kleinen Unterschied zwischen den beiden Situationen, und dieser betraf die emotionale Situation der Versuchsperson: Sie musste sich in Phase 3 ausgestoßen fühlen, denn ihre Situation des bloßen Zuschauens war dadurch verursacht, dass die beiden ande-

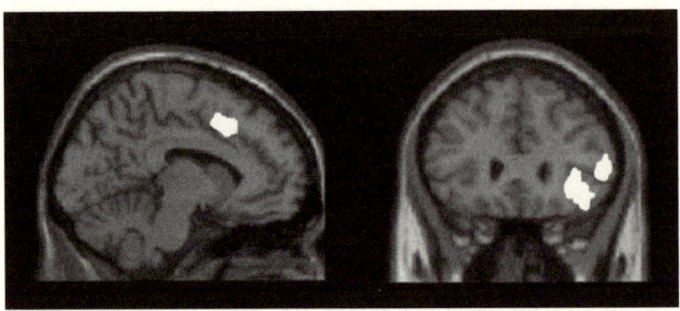

Abb. I Gesteigerte Aktivierung (nach [3]) durch das Gefühl, von zwei anderen ausgeschlossen zu werden; links zu sehen im anterioren Gyrus cinguli und rechts im rechten ventralen präfrontalen Kortex.

ren nicht mehr mit ihr spielten (und nicht dadurch, dass ein technisches Problem vorlag).

Es bedarf kaum der Erwähnung, dass es die beiden anderen Spieler ebenso wenig gab wie die Vernetzung mit zusätzlichen Scannern. Auch den technischen Fehler gab es nur als Instruktion. Die Cover-Story hatte jedoch ihre Wirkung auf den Zustand der Versuchspersonen nicht verfehlt, wie deren Befragung danach ergab: Sie fühlten sich in Phase 3 durch die anderen ausgestoßen, was ihnen – je nach Temperament in unterschiedlichem Ausmaß – ein unangenehmes, schmerzliches Gefühl bereitete. Die Frage nach dessen Lokalisation im Gehirn ließ sich nun dadurch beantworten, dass man die Funktionsbilder aus Phase 1 mit denjenigen aus Phase 3 verglich (Abb. 1). Hierbei zeigte sich eine Aktivierung des anterioren Gyrus cinguli sowie des rechten ventralen präfrontalen Kortex. In diesen Bereichen steckt somit die schmerzliche Ablehnung. Dies ist zunächst deswegen bemerkenswert, da Untersuchungen zum Erleben von Schmerzen ebenfalls die Aktivierung des anterioren Gyrus cinguli nachweisen konnten, zusätzlich zum somatosensorischen Kortex (8).

Man könnte vereinfachend sagen: wer sich beim Zwiebeln schneiden den Finger verletzt, der spürt dann den Finger im somatosensorischen Kortex, wohingegen es im anterioren Gyrus cinguli weh tut. Das Unangenehme am Schmerz wird mithin genau dort repräsentiert, wo auch das Unangenehme des Abgelehntwerdens repräsentiert ist. Der Volksmund liegt also mit seinen Redeweisen vom Schmerz des Verlassenwerdens, dem schmerzlichen Alleinsein oder dem Trennungsschmerz gar nicht falsch, sondern trifft im Gegenteil neurobiologisch betrachtet ins Schwarze.

Dies hat wahrscheinlich seinen guten evolutionsbiologischen Grund: Der Sozialverband spielt für das Überleben des Menschen eine entscheidende Rolle. Man kann daher vermuten, dass die Steuerungssysteme komplexer sozialer Interaktionen entwicklungsgeschichtliche Ableger physiologischer Systeme darstellen, die zur Regulation und Aufrechterhaltung körperlicher Integrität dienen (7). Eine verletzte enge Beziehung ist aus dieser Sicht einer verletzten Hand nicht unähnlich.

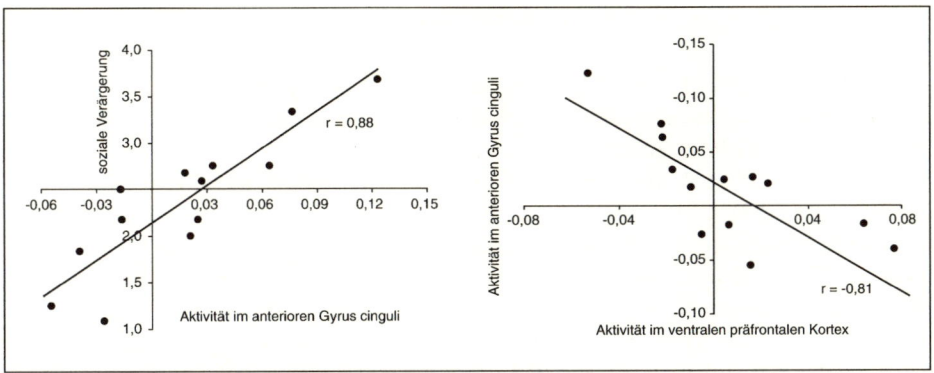

Abb. 2 Korrelation der Aktivität des anterioren Gyrus cinguli (unter der Bedingung Ablehnung minus Annahme) mit dem subjektiv erlebten unangenehmen Gefühl (links) sowie mit der Aktivität des rechten ventralen präfrontalen Kortex (unter der gleichen Bedingung; rechts) (nach [3]).

Um der Funktion der beiden aktivierten Areale genauer nachzugehen, korrelierten die Autoren deren Aktivierung mit dem subjektiv empfundenen Unwohlsein (soziale Verärgerung; *social distress*) durch das Abgelehntwerden. Hierbei zeigte sich, dass der anteriore Gyrus cinguli positiv mit dem negativen Gefühl korrelierte (Abb. 2 links), der rechte ventrale präfrontale Kortex hingegen negativ und damit auch negativ mit dem anterioren Gyrus cinguli (Abb. 2). Hieraus lässt sich dessen Rolle als möglicher „Problemlöser" ableiten, der stärker aktiv ist, wenn die subjektiv erlebten Gefühle weniger negativ sind. In jedem Fall wird ein komplexes Zusammenspiel zweier kortikaler Areale beim Prozess der Bewertung sozialer Ablehnung deutlich.

Vor einem Jahr war an dieser Stelle von Liebe und Nächstenliebe die Rede (10). Dabei war die Datenlage noch recht spärlich mit gerade einmal einer PET-Studie zu romantischen Gefühlen (1) und einer anderen zur Aktivierung des Belohnungssystems bei kooperativem Verhalten (9). Mittlerweile erlauben weitere Untersuchungen und tierexperimentelle Befunde (2, 5) aus den vergangenen Jahren, die Dinge in einem klareren Licht zu sehen: Zuneigung, gegenseitiges Vertrauen und gegenseitige Verantwortung sind nicht zufällige Kulturprodukte, die uns entgegen unserer eigentlichen Natur immer wieder eingebläut werden müssen. Sie sind vielmehr ebenso Bestandteil der *Conditio humana* wie Hass, Misstrauen, Rücksichtslosigkeit und Missachtung. Wir müssen Sozialverhalten zwar lernen, was dessen Variabilität in unterschiedlichen Kulturen erklärt (4), sind jedoch andererseits eben auch lernfähig – mehr als alle anderen Arten auf der Welt.

Literatur

1. Bartels A, Zeki S. The neural basis of romantic love. Neuroreport 2000; 11: 3829–34.
2. Bodnar RJ et al Central neural states relating sex and pain. Baltimore/MD: Johns Hopkins University Press 2002.
3. Eisenberger NI et al. Does rejection hurt? An fMRI study of social rejection. Science 2003; 302: 290–2.
4. Fehr E, Fischbacher U. The nature of human altruism. Nature 2003; 425: 785–91.
5. Insel T. Is social attachment an addictive disorder? Physiol Behav 2003; 79 (3): 351–7.
6. Nadis S. The sight of two brains talking. Nature 2002; 416: 364–5.
7. Panksepp J. Affective neuroscience. Oxford: Oxford University Press 1998.
8. Rainville P et al. Pain affect encoded in human anterior cingulate but not somatosensory cortex. Science 1997; 277: 968–71.
9. Rilling Jet al. A neural basis for social cooperation. Neuron 2002; 35: 395–405.
10. Spitzer M. Gehirnforschung zum Weihnachtsfest. Nervenheilkunde 2002; 21 (10): 535–40.

Medizin für die Schule

Plädoyer für eine evidenzbasierte Pädagogik

Das Gehirn wiegt ca. 2 % des Körpergewichts, verbraucht jedoch mehr als 20 % der Energie, die wir mit der Nahrung aufnehmen. Wir leisten uns diesen Luxus, denn wie die Flügel des Albatros und die Flossen des Wals an die Eigenschaften von Luft und Wasser optimal angepasst sind, wurde auch das Gehirn durch die Evolution für das Lernen optimiert. Wer lernt, kann in Zukunft besser auf die Welt reagieren bzw. sich in ihr verhalten.

Lernen zu verstehen heißt, das Gehirn zu verstehen. Es bedarf kaum der Erwähnung, dass die Gehirnforschung erst am Anfang steht. Dennoch hat sie wichtige Prinzipien entdeckt. Und da gerade für Deutschland gilt, dass die wichtigste Ressource zur Bewältigung der Zukunft die Gehirne der heranwachsenden Generationen sind, können wir es uns nicht leisten, die Gehirnforschung nicht zur Kenntnis zu nehmen. Dieses Argument sei anhand einiger Thesen und Beispiele näher erläutert.

1. **Das Gehirn lernt immer:** Es lernt nicht nebenbei und nur, wenn es gelegentlich mal sein muss, sondern es kann nichts besser und tut nichts lieber. Dies zeigen alle Säuglinge; wir hatten noch keine Chance, es ihnen abzugewöhnen. 2-Jährige versuchen aktiv ihre Umgebung zu begreifen, führen kleine Tests durch und prüfen – ganz ähnlich wie Wissenschaftler – Hypothesen. 3-Jährige lernen alle 90 Minuten ein neues Wort und mit 5 beherrschen Kinder nicht nur Tausende von Wörtern, sondern vor allem auch deren Gebrauch, d. h. die komplizierte Grammatik der Muttersprache. Nach dem Spracherwerb geht es dann erst richtig los: Schule, Lehre oder Universität und vor allem lebenslange Weiterbildung (9).

   Die Prinzipien und Mechanismen des Lernens sind vielfältig. Wer sie kennt, lernt besser. Ein Trainer, der die Vorgänge von Herz und Kreislauf, von Muskeln und Bänder versteht, wird den Sportler besser in Form bringen können als ein Ignorant. Gewiss, gute Ratschläge und viel Erfahrung gibt es auch ohne Wissenschaft. Doch nur durch Wissenschaft wird aus Meinungen und subjektiven Erfahrungen gesichertes Wissen. Lernen ist nun schlechthin *der* Gegenstand der Gehirnforschung; daher wird ein Lehrer, der weiß, wie das Gehirn funktioniert, besser lehren können.

2. **Von Beispielen zu Regeln:** Im Vorschulalter wissen Kinder bereits, dass die Verben, die auf „-ieren" enden, das Partizip Perfekt ohne „ge" bilden. Sie erzählen, dass sie gestern gelaufen sind, aber nicht durch den Wald ge-spaziert

(sondern nur spaziert), und was sie vorgestern verloren (und nicht ge-verloren) haben, haben sie stolz gestern wieder gefunden. Man könnte meinen, dass Kinder die richtigen Partizipien wie auch die Infinitive und alles andere einfach „aufgeschnappt", also auswendig gelernt haben. Dem ist jedoch nicht so. Erzählen wir ihnen die Geschichte von den Zwergen, die am Abend quangen und sich am nächsten Morgen daran erinnern, dann sagt der Zwerg: „Gestern haben wir wieder einmal so richtig schön gequangt". Und patieren die Zwerge am Abend, dann sagt der Zwerg, man habe gestern so richtig schön – patiert (ohne „ge"). Auf diese Weise – man lässt Kinder mit Wörtern grammatisch hantieren, die es gar nicht gibt – kann man nachweisen, dass sie tatsächlich eine Regel gelernt haben und nicht lediglich viele Beispiele. Diese Regel jedoch hat ihnen niemand beigebracht. Sie haben sie selbst generiert. Gehirne besitzen diese Fähigkeit zum spontanen Generieren von Regeln aufgrund von Beispielen (7). Alles, was es hierzu braucht, sind die richtigen Beispiele, und viele davon.

3. **Mechanismen für Einzelnens und Allgemeines:** Wir merken uns auch Einzelnes, also z. B. Menschen und Orte. Der für Einzelheiten wichtigste Teil des Gehirns ist der Hippocampus, eine relativ kleine Struktur tief im Gehirn. Nervenzellen im Hippocampus lernen wichtige und neue Einzelheiten sehr schnell. Der 11. September 2001 ist den meisten von uns sehr gut im Gedächtnis: Wo genau waren Sie, als Sie davon das erste Mal hörten? Wer war noch bei Ihnen? Mit wem haben Sie als Erstes darüber gesprochen? – Wahrscheinlich können Sie diese Fragen leicht beantworten, wohingegen der Nachmittag des 11. September 2002 – obwohl noch nicht so lange her – für immer im Nebel Ihrer nicht mehr erinnerbaren Vergangenheit verschwunden ist. Der Hippocampus speichert Einzelheiten, wenn sie 2 Qualitäten aufweisen: Neuigkeit und Bedeutsamkeit. Wichtige Neuigkeiten hören wir einmal und schon haben wir sie uns gemerkt (10).

Im Gegensatz zum (kleinen) Hippocampus ist die (große) Großhirnrinde eine Regelextraktionsmaschine. Beim Lernen verändern sich die Verbindungen zwischen ihren Neuronen jeweils nur ein klein wenig. Daher vergehen die meisten unserer Eindrücke, ohne einzeln hängen zu bleiben; und das ist auch gut so. Sie haben sicherlich in Ihrem Leben schon Tausende von Tomaten gesehen bzw. gegessen, können sich jedoch keineswegs an jede einzelne Tomate erinnern. Warum sollten Sie auch? – Ihr Gehirn wäre voller Tomaten. Diese wären zudem völlig nutzlos, denn wenn Sie der nächsten Tomate begegnen, nützt Ihnen nur das, was Sie über Tomaten *im Allgemeinen* wissen, um mit dieser Tomate richtig umzugehen. Man kann sie essen, sie schmecken gut, man kann sie zu Ketchup verarbeiten, werfen etc. All dies wissen Sie, gerade weil Sie schon sehr vielen Tomaten begegnet sind, von denen nichts hängen geblieben ist als deren allgemeine Eigenschaften bzw. Strukturmerkmale.

Wenn in der Schule etwas gelernt wird, was später im Leben wirklich angewendet wird, dann ist es meist von allgemeiner Struktur: Einzelne Fakten – der höchste Berg von Grönland, das Bruttosozialprodukt von Nigeria, das Geburtsdatum von Mozart oder der Zitronensäurezyklus – sind dagegen für das Leben nur bedingt nützlich. Dieser Gedanke liegt letztlich dem gegenwärtig viel geäußerten Bestreben zugrunde, nicht Fakten zu lehren, sondern Kompetenzen, „Kulturtechniken" und „Problemlösestrategien". Es darf hierbei jedoch nicht übersehen werden, dass wir das Allgemeine *an Beispielen* lernen und gerade nicht durch Pauken von Regeln. Das Üben an vielen Beispielen muss daher ein wichtiger Bestandteil schulischen Alltags sein. Andersherum betrachtet: Auf Fakten, die nicht als Beispiele für einen allgemeinen Zusammenhang stehen können, kann man dagegen verzichten.

4. **Phasen des Lernens gibt es aus mehreren Gründen:** Erstens ist das Gehirn des Neugeborenen noch sehr unfertig, d. h. es entwickelt sich während es lernt. Damit hängt, zweitens, zusammen, dass frühes Lernen besonders bedeutsam sein kann. Drittens nimmt die Lerngeschwindigkeit mit zunehmendem Alter ab. Und viertens lernt derjenige, der schon etwas kann, ganz anders als jemand, der ganz von vorne anfängt.

Die Gehirnrinde hat die Eigenschaft, regelhafte Erfahrungen landkartenförmig zu organisieren. Damit ist gemeint, dass Neuronen die auf ähnliche Inputmuster ansprechen, nahe beieinander liegen, und dass Häufiges durch mehr Neuronen repräsentiert wird als Seltenes. Die Entstehung dieser Landkarten erfolgt erfahrungsabhängig. Das Stück Gehirnrinde beispielsweise, das unsere Tastempfindungen verarbeitet, hat viel Platz für Lippen und Hände, wenig dagegen für den Rücken. Der Grund: Da wir viele Tastsignale von den Händen und von den Lippen verarbeiten, sind diese Abschnitte der Körperoberfläche durch wesentlich mehr Nervenzellen im Gehirn vertreten (repräsentiert) als beispielsweise der Rücken, mit dem wir selten relevante Tastempfindungen verarbeiten. Kurz: Wir essen mit Händen und Mund und selten mit dem Rücken, und deswegen (d. h. wegen der Statistik unserer Tastempfindungen) ist unsere Empfindungslandkarte in dieser Weise aufgeteilt. Wir wissen mittlerweile, dass es in der Gehirnrinde Dutzende von Karten gibt, die nicht nur für das Tasten, sondern auch für das Sehen und Hören und wahrscheinlich auch für höhere geistige Leistungen wie Sprechen, Denken und Wollen zuständig sind.

Neueste Untersuchungen konnten zeigen, dass die Entstehung der Karten selbst das Signal für deren Verfestigung darstellt (12). Erst wenn eine Karte aufgrund der Verarbeitung entsprechender Erfahrungen entstanden ist, sorgt sie für ihre Verfestigung, d. h. sie kann dann nur noch in geringerem Ausmaß verändert werden. Daraus folgt unmittelbar die besondere Bedeutung der frühen Erfahrungen im Leben eines Menschen: Sie legen fest, wie viel Verarbeitungskapazität (sprich neuronale kortikale Hardware) wofür angelegt wird. Wer als Kind mit dem Gitarren- oder Geigenspiel beginnt (also mit den Fingern der linken Hand regelmäßig sehr genau tastet), der hat als Erwachsener einige Zentimeter mehr Platz im Gehirn für die Finger der linken Hand. Am Joystick zerren, dies sei am Rande erwähnt, nützt nichts, denn nur die aufmerksame und zugewandte Verarbeitung von Erfahrungen hinterlässt Spuren im Gehirn.

5. **Die Rolle der Emotionen beim Lernen** ist kaum zu überschätzen (1, 3, 4). Wir konnten zeigen, dass neutrales Material in Abhängigkeit davon, in welchem emotionalen Zustand es gelernt wird, in jeweils anderen Bereichen des Gehirns gespeichert wird (11). Während das erfolgreiche Einspeichern von neutralen Wörtern in positivem emotionalen Kontext im Hippocampus geschieht, speichert in negativem emotionalen Kontext der Mandelkern diese Wörter. Ohne Kenntnis des Gehirns könnte man hieraus folgern, z. B. Englisch mit Spaß und Latein mit Angst zu lernen, um auf diese Weise sowohl Hippocampus als auch Mandelkern für das Lernen zu nutzen. Es stünde mehr Platz zur Verfügung und schaffe Ordnung. – Die Funktionen von Hippocampus und Mandelkern entlarven diese Schlussfolgerung jedoch eindeutig als falsch.

Der Hippocampus speichert Einzelheiten ab, ruft sie nachts wieder auf und transferiert sie innerhalb von Wochen und Monaten in die Gehirnrinde, den „langsamen Lerner", wo sie langfristig gespeichert werden. Die Funktion des Mandelkerns ist es hingegen, bei Abruf von assoziativ in ihm gespeicherten Material den Körper und den Geist auf Kampf und Flucht vorzubereiten. Wird bei Ratten der Mandelkern beidseits operativ zerstört, kann die Ratte zwar noch lernen, sich in einem Irrgarten zurechtzufinden (sie benutzt hierfür ihren Hippocampus), nicht jedoch, sich vor etwas zu fürchten. Zum Fürchten lernen ist der Mandelkern existentiell, bei der Ratte und auch beim Menschen. Ohne Mandelkern kann ein Mensch zwar noch neue Fakten wie z. B. die Eigenschaften eines lauten Tons lernen, nicht aber die Angst vor dem Ton. Ohne Hippocampus hingegen ist es umgekehrt, man lernt die Angst, aber nicht die Fakten. Fehlt beides, lernt man gar nichts. Wird der Mandelkern aktiv, steigen Puls und Blutdruck und die Muskeln spannen sich an: Wir haben Angst und sind auf Kampf oder Flucht vorbereitet, eine in Anbetracht von Gefahr sinnvolle Reaktion. Die Auswirkungen betreffen jedoch nicht nur den Körper, sondern auch den Geist. Kommt der Löwe von links, läuft man nach rechts. Wer in dieser Situation lange fackelt und kreative Problemlösungsstrategien entwirft, lebt nicht lange. Angst produziert einen kognitiven Stil, der das rasche Ausführen einfacher gelernter Routinen erleichtert und das lockere Assoziieren erschwert. Dies war vor 100 000 Jahren sinnvoll, führt jedoch heutzutage meist zu Problemen. Wer Prüfungsangst hat, der kommt einfach nicht auf die einfache, aber etwas Kreativität erfordernde Lösung, die er normalerweise leicht gefunden hätte. Wer unter dauernder Angst lebt, der wird sich leicht in seiner Situation „festfahren", „verrennen", der ist „eingeengt" und kommt „aus seinem gedanklichen Käfig nicht heraus". Unsere Umgangssprache ist voller Metaphern, die den unfreien kognitiven Stil, der sich unter Angst einstellt, beschreiben. Wenn dagegen gerade keine Angst da ist, werden die Gedanken freier, offener und weiter.

Daraus folgt: Was immer an gelerntem Material im Mandelkern landet, wird beim Abruf dafür sorgen, dass eines genau nicht möglich ist: der kreative Umgang mit diesem Material. Daraus wiederum folgt: Wenn wir wollen, dass unsere Kinder und Jugendlichen in der Schule für das Leben lernen, dann muss eines in der Schule stimmen: Die emotionale Atmosphäre beim Lernen (2). Wir wissen damit nicht nur, dass Lernen bei guter Laune am besten funktioniert, sondern sogar, *warum* Lernen nur bei guter Laune erfolgen sollte. Nur dann nämlich kann das Gelernte später zum Problemlösen überhaupt verwendet werden.

6. **Hänschen lernt schneller als Hans,** und wer meint, dies sei ein Problem der Rentner, der irrt. Betrachten wir hierzu 2 Studien zu verschiedenen Lernprozessen mit ganz ähnlichem Ergebnis. Nach der Durchtrennung eines handversorgenden Nerven kann dieser wieder zusammengenäht werden, allerdings funktioniert keineswegs alles gleich wieder wie vorher. Nervenfasern können nicht zusammenwachsen. Neue Fasern wachsen vom Punkt der Durchtrennung aus in Richtung Hand und Fingerspitzen entlang der alten Fasern mit einer Geschwindigkeit von etwa 1 Millimeter pro Tag. Wenn die nachgewachsenen sensiblen Nervenfasern die Tastkörperchen an der Haut erreichen, ist der Tastsinn jedoch längst nicht repariert. Die Neuronen in der Gehirnrinde erhalten zwar wieder Impulse, jedoch nicht von den gewohnten Punkten der Körperoberfläche, sondern von irgendwo her, je nachdem, welche Faser gerade weitergewachsen ist. Interessanterweise kommt es aber dennoch zur völligen Wiederherstellung des Tastsinns. Dies liegt daran, dass die Neuronen anhand des neuen Input umlernen, d. h. ein Neuron, das vielleicht früher Signale vom Daumen weitergeleitet hat, lernt für die Berührung des kleinen Fingers zuständig zu sein. Dies braucht Zeit, und diese hängt vom Alter des Patienten ab. Wurden die Patienten im Alter von 10 Jahren operiert und im Alter von 12 Jahren untersucht, war der Tastsinn praktisch wieder vollständig hergestellt. Erfolgten Verletzung und Operation jedoch einige Jahre später, zeigte der 2 Jahre danach durchgeführte Test noch deutliche Einbußen des Tastsinns. Die Kurve der Testergebnisse geht im Teenager-Alter von 100 % hinunter bis zu etwa 10 %. Dies schließt zwar keineswegs aus, dass der Test bei einem 25-Jährigen nach 5 oder 10 Jahren wieder normal ausfallen kann, zeigt jedoch, dass das Umlernen in der Gehirnrinde nicht mehr so rasch erfolgt wie in jüngeren Jahren. Bei über 40-Jährigen ist die durchschnittliche Besserung des Tastsinns 2 Jahre nach der Operation sehr bescheiden. Fast der gleiche Kurvenverlauf der Abnahme des Lernens im 2. Lebensjahrzehnt zeigte sich in einem Sprachtest bei New Yorker Immigranten aus China und Korea. Wer vor dem 7. Lebensjahr ins Land gekommen war, beherrschte Englisch praktisch fehlerfrei. Schon bei mit 12 Jahren eingewanderten Menschen sitzt die englische Sprache später nicht mehr so gut, und wer mit 17 Jahren imigriert, hat sprachlich schlechte Karten.

Obwohl es sich um 2 völlig verschiedene Lernsituationen und -inhalte handelt, ist die Form der beiden Kurven sehr ähnlich. Beide können als Indiz dafür gewertet werden, dass die Lerngeschwindigkeit in ganz unterschiedlichen Bereichen der menschlichen Gehirnrinde im Laufe des Lebens in ähnlicher Weise abnimmt. Besonders wichtig ist hierbei, dass diese Abnahme nicht erst die 70-Jährigen, sondern die 17-Jährigen betrifft.

7. **Das Lernen im Alter** gehört zu den gesellschaftlichen Herausforderungen der Zukunft (5). Ältere Menschen lernen zwar langsamer als junge, dafür haben sie jedoch bereits sehr viel gelernt und können dieses Wissen dazu einsetzen, neues Wissen zu integrieren. Je mehr man schon weiß, desto besser kann man neue Inhalte mit bereits vorhandenem Wissen verknüpfen. Da Lernen zu einem nicht geringen Teil im Schaffen solcher internen Verbindungen besteht, haben ältere Menschen beim Lernen einen Vorteil. Wissen kann helfen, neues Wissen zu strukturieren, einzuordnen und zu verankern.

Wissen kann aber auch den Blick verstellen, kann regelrecht blind machen für das, was direkt vor unseren Augen liegt. Für ältere Menschen ist es daher wichtig, einerseits offen zu bleiben und andererseits das angesammelte Wissen zum Lernen zu verwenden. Programme beispielsweise zur beruflichen Weiterbildung müssen dies nutzen, um effektiv zu sein. Dies ist nicht leicht zu realisieren, wie die Praxis in vielen Unternehmen zeigt: Sie bringen ihren Mitarbeitern Neuerungen mit der Gießkanne bei: Jeder bekommt genau die gleiche Fortbildung. Mit jungen Mitarbeitern funktioniert dies am besten, mit älteren am schlechtesten, was wiederum gerne als Argument für die Bevorzugung jüngerer Mitarbeiter angeführt wird. Vergessen wird dabei der große Erfahrungsschatz älterer Mitarbeiter, der zum Tragen kommt, wenn Selbstständigkeit, Konstruktivität und Problemlösekapazität verlangt sind. Wer schon viele Probleme gelöst hat, kann neu auftauchende Schwierigkeiten besser einordnen, er hat einen Erfahrungs-Schatz, der nicht umsonst so heißt.

Es ist damit klar, dass die Frage, wer es mit dem Lernen leichter hat, die Jüngeren oder die Älteren, gar nicht allgemein zu beantworten ist. Es kommt auf die jeweiligen Sachverhalte und auf die jeweiligen Menschen an. Dass Lernen im Alter nicht erst seit der „Informationsgesellschaft" geschieht und klare Vorteile hat, mag das letzte Beispiel illustrieren.

Die Menschen lebten für Zehntausende von Jahren vom Jagen mit Pfeil und Bogen. Hierfür brauchte man Kraft und Erfahrung. Wovon jedoch hing der Jagderfolg vor allem ab, von der Kraft oder der Erfahrung? – Dies wurde bei dem noch heute unter Steinzeitbedingungen lebenden Stamm der Ache in Ostparaguay untersucht. Die Männer erreichen dort mit 24 Jahren ihre größte körperliche Stärke, bringen jedoch erst mit Anfang bis Mitte 40 die meiste Beute nach Hause. Ein Wettbewerb im Bogenschießen ergab die gleiche Altersabhängigkeit, mit einem Anstieg der Treffer bis zu etwa dem 40. Lebensjahr und ein Gleichbleiben für die nächsten 2 Jahrzehnte. Man versuchte sogar, den Mitgliedern des Stammes, die nicht mit der Jagd beschäftigt waren, das Bogenschießen in einer Art 6-wöchigem „Crashkurs" beizubringen, jedoch ohne auch nur den geringsten Erfolg. Insgesamt wurde also deutlich, dass es sich mit dem Jagen in der Tat ähnlich verhält wie mit dem Geige- oder Schachspielen: Man kann es am besten, wenn man etwa 2 Jahrzehnte lang geübt hat. Der vielleicht wichtigste Aspekt dieser Untersuchung ist, dass es um die Bedeutung des lebenslangen Lernens bei Menschen geht, die *unter Steinzeitbedingungen* leben. Es bedarf daher kaum der Erwähnung, dass die Befunde erst recht für Menschen in der heutigen sprichwörtlichen Wissens- bzw. Informationsgesellschaft gelten sollten. Was aber tun wir? Wir entlassen die 50-Jährigen und stellen 24-Jährige ein. Bereits in der Steinzeit wäre dies ein Fehler gewesen. In der heutigen, auf Wissen und Können basierenden Gesellschaft ist dies extrem kurzsichtig und langfristig unverzeihlich (8).

Allgemein ist zu sagen, dass es aufgrund der unterschiedlichen Charakteristika der Informationsverarbeitung von Menschen in verschiedenen Lebensabschnitten von Vorteil sein muss, wenn Menschen verschiedenen Alters miteinander leben und arbeiten. Der eine hat eine größere und genauere Wissensbasis, der andere ein größeres Arbeitsgedächtnis oder eine raschere Verarbeitungsgeschwindigkeit. Wird ein Problem in einer solchen Gemeinschaft intensiv bearbeitet, dann kann die Wahrscheinlichkeit einer guten Lösung maximal sein. Kein anderer als Wilhelm von Humboldt hat dies klar gesehen, als er mit Blick auf die Universität und damit die von ihm immer wieder propagierte Gemeinschaft von Lehrenden und Lernenden sagte: „Der Gang der Wissenschaft ist offenbar auf einer Universität, wo sie immerfort in einer großen Menge und zwar kräftiger, rüstiger und jugendlicher Köpfe umhergewälzt wird, rascher und lebendiger". Die Herausforderung für unsere Gesellschaft besteht nun darin, diesen Sachverhalt auf unsere Lebensumstände zu übertragen. Wer das Altern nur als lästig, als Problem einer auf dem Kopf stehenden Populationspyramide oder als Problem der Umverteilung ansieht, hat schon verloren. Umgekehrt gilt für ältere Menschen, dass sie sich nicht nur ihres Wertes, sondern auch ihrer Funktion bewusst werden müssen, der sie weder mit Golfspielen noch mit Kreuzfahrten nachkommen.

8. **Der Schluss: evidence based pedagogics.** Die Gehirnforschung erweist nicht nur, dass wir zum Lernen geboren sind und gar nicht anders können als lebenslang zu lernen. Sie zeigt auch Bedingungen glückenden Lernens und Unterschiede des Lernens in verschiedenen Lebensphasen. Sie ermöglicht uns damit ein besseres Selbstverständnis im besten Sinne des Wortes. Es ist an der Zeit, dass wir dieses Verständnis unserer selbst für die Gestaltung von Lernumgebungen bzw. Lernsituationen nutzen.

Wir können es uns einfach nicht länger leisten, die wichtigste Ressource, über die wir ökonomisch verfügen, die Gehirne der Menschen, zu behandeln als wüssten wir nichts über deren Funktion.

Ein Modell für die Art, wie Wissensfortschritt in praktisches Handeln umgesetzt werden kann, ist die Medizin, deren gegenwärtig problematische Finanzierbarkeit vielleicht der beste Indikator für ihren Erfolg ist: Jeder will medizinische Versorgung auf höchstem Niveau. Die Medizin hat diesen Stand erreicht, weil sie sich als *evidence based medicine* von Meinungen (Experte X sagt, dies wird schon helfen) zum wissenschaftlich Bewiesenen bewegt hat (Studie Y zeigt, dies hilft am besten).

Ebenso wie es in der Medizin zwischen Wirkungsmechanismus und klinischer Wirkung zu unterscheiden gilt, sollte auch in der durch Gehirnforschung geprägten Pädagogik zwischen Mechanismen des Lernens einerseits und der Effektivität von Lernprogrammen und -umgebungen andererseits unterschieden werden. Es ist *eine* Sache zu wissen, in welche biochemischen Stoffwechselwege eine Substanz eingreift, und *eine andere* zu wissen, bei wie vielen Patienten mit der Erkrankung X die Substanz besser hilft als eine andere oder Placebo. Genauso sollte man in der Pädagogik verfahren: Es gilt nicht nur, die Grundlagen von Lernprozessen mithilfe der Gehirnforschung aufzuspüren, sondern auch die sich hieraus ergebenden Schlussfolgerungen auf ihre Anwendbarkeit, Wirksamkeit, und vielleicht auch Nebenwirkungen hin „klinisch", d. h. in der Praxis des Lehrens, zu überprüfen. Die Medizin als Wissenschaft lebt von dieser engen Integration von Grundlagenforschung und praktischer Anwendung. Im Handeln zeigt sich, was wirkt und was nicht, welche Theorie taugt und welche nicht, welche Vorgänge wichtig sind und welche randständig. Die Theorie allein erbringt dies nicht.

Es gilt daher, die Bedingungen dafür zu schaffen, dass die Untersuchung der Prozesse des lebenslangen Lernens mittels Gehirnforschung nicht im Bereich der Theorie verbleibt. Aus diesem Grund muss es neben der Grundlagenforschung auch anwendungsortierte Forschung geben, am besten (wie oft in der Medizin) geleitet von denen, die auch die Grundlagen untersuchen oder zumindest im engen Austausch mit diesen. Es gilt, das heute bereits Machbare auch tatsächlich umzusetzen, um uns allen, von der Wiege bis zur Bahre, besseres Lernen und damit ein besseres Leben zu ermöglichen.

Literatur

1. Erk S, Walter H. Denken mit Gefühl – Der Beitrag von funktioneller Bildgebung und Simulationsexperimenten zur Emotionspsychologie. Nervenheilkunde 2000; 19 (1): 3–13.
2. Kubesch S. Sportunterricht: Training für Körper und Geist. Nervenheilkunde 2002; 21 (9): 487–90.
3. Spitzer M. Besser als gedacht: Lernen, Dopamin und Neuroplastizität. Nervenheilkunde 2001; 20 (7): 417–9.
4. Spitzer M. Schokolade im Kopf – zur Positronenemissionstomographie des Naschens. Nervenheilkunde 2001; 20 (9): 531–3.

5. Spitzer M. Die Weisheit des Alters. Nervenheilkunde 2001; 20 (6): 302−5.
6. Spitzer M. Lernen, Gedächtnis und die Idee der Universität. Nervenheilkunde 1999; 18 (1): 3−13.
7. Spitzer M. Der Muster- und Regelgenerator. Nervenheilkunde 2002; 21 (6): 326−8.
8. Spitzer M. Gehirn versus Darm, Erfahrung versus Kraft. Nervenheilkunde 2002; 21 (8): 445−6.
9. Spitzer M. Entwicklungsneurobiologie höherer geistiger Leistungen. Nervenheilkunde 2003; 22 (2): 98−103.
10. Spitzer M. Konsolidierung und Rekonsolidierung: Warum Zeugen unter Amnesie leiden sollten. Nervenheilkunde 2003; 22 (1): 54−6.
11. Spitzer M. Der Mandelkern und die metakognitive Kernkompetenz: Gehirnforschung für die Schule. Nervenheilkunde 2003; 22 (1): 216−9.
12. Spitzer M. Noise und Neuroplastizität: Umweltlärm und Sprachfähigkeit. Nervenheilkunde 2003; 22 (5): 278−80.

Der Mandelkern und
die metakognitive Kernkompetenz

Gehirnforschung für die Schule

Nicht für die Schule, sondern für das Leben lernen wir – so lautet die vielleicht bekannteste Maxime der Pädagogik. Dass sie heute wichtiger als je zuvor ist, zeigt ist die folgende, auf Hartmut von Hentig (4) zurückgehende Überlegung: Wenn in früheren Zeiten bereits in der Schule für das Leben gelernt wurde, dann wussten die Menschen wenigstens, was im Leben geschah und welches Wissen gebraucht wurde. Heute hingegen befinden wir uns in der noch nie da gewesenen Situation, dass in den Schulen etwas gelehrt wird, von dem man annimmt bzw. hofft, dass es in 30 oder 50 Jahren brauchbar sein könnte. Sicher wissen kann dies jedoch niemand. Nicht zuletzt aufgrund dieser Ungewissheit der Zukunft, die sich aus dem raschen Fortschritt automatisch ergibt, wird die genannte Maxime des Lernens *zugleich* wichtiger und ungewisser denn je. Die Frage, die sich in Hinblick auf die Maxime stellt, lautet daher: Wie stellen wir in Anbetracht der unbekannten Zukunft sicher, dass tatsächlich für das Leben gelernt wird?

Vor dem Hintergrund dieser Problemlage wird nicht selten folgender Gedanke angeführt: Angesichts des raschen Wandels und der damit verbundenen Unwägbarkeiten kommt es nicht mehr so sehr wie früher darauf an, in der Schule Fakten zu lernen. Wichtiger vielmehr sei das Problemlösen, d. h. das Erlernen allgemeiner Regeln und Fertigkeiten (anstatt Einzelheiten und Wissensschätze), die sich auf die verschiedensten (vielleicht heute noch gar nicht bekannten) Sachverhalte und Problemlagen anwenden lassen. So allgemein und so grundlegend sollen diese Fähigkeiten sein, dass man gerne vom zu fordernden Erwerb *metakognitiver Kernkompetenzen* spricht. Diese seien in der Schule zu vermitteln, nicht Daten und Fakten, und die Lehrpläne seien entsprechend zu ändern.

Diese Überlegung klingt zunächst plausibel, erweist sich jedoch bei näherem Hinsehen als unzureichend bzw. der eigentlichen Problematik nicht angemessen. Kurz: Ich möchte im Folgenden zeigen, dass sie nicht in die richtige Richtung weist, was das Handeln in der Schule anbelangt. Das „nähere Hinsehen" ist in diesem Zusammenhang durchaus wörtlich zu nehmen, denn die Schulpädagogik steckt heute auch in einer zweiten Hinsicht in einer völlig anderen Situation als je zuvor: Die Methoden der Gehirnforschung erlauben es uns erstmals in der Geschichte der Menschheit, dem Gehirn beim Lernen zuzuschauen, und damit das Organ der menschlichsten aller Körperfunktionen, des Lernens, bei der Arbeit zu studieren. Was dem Albatros die Flügel, dem Löwen die Zähne und dem Wahl die Flosse, ist dem Menschen das Gehirn: Ein Organ, das für verschiedene Tätigkeiten

– Fliegen, Fressen, Schwimmen, Lernen – über Jahrmillionen von der Evolution optimiert wurde.

Zunächst sei daher festgehalten: Das Gehirn lernt immer, tut nichts lieber und kann sowieso nichts anderes. – Dies ist nicht die Feststellung eines weltfremden Akademikers, fern von der schulischen Realität, sondern Ergebnis der Gehirnforschung in der jüngeren Vergangenheit. Lernen ist dabei fast nie auf Einzelheiten gerichtet, sondern auf Allgemeinheiten. Können Sie sich an die letzte Tomate erinnern, die Sie gesehen bzw. gegessen haben? – Möglicherweise. Wie ist es mit der fünftletzten? – Der zehntletzten? – Um es gleich zu sagen: Sie können sich nicht an sämtliche Tomaten erinnern, die Ihnen im Leben begegnet sind. Das wäre auch gar nicht günstig, denn dann hätten Sie nur Tausende von Tomaten im Kopf, ohne etwas damit anfangen zu können. Es ist nämlich die *allgemeine* Tomate und nicht die vielen einzelnen, die Ihnen beim Begegnen der nächsten roten runden essbaren Kugel weiterhilft. Einzelnes nützt nur in seltenen Ausnahmen; in den meisten Fällen ist es die allgemeine Struktur der Welt (die wir durch Lernvorgänge ins uns repräsentiert haben), die uns den Umgang mit dieser Welt erleichtert bzw. überhaupt erst ermöglicht. Wir haben nicht alle Tastempfindungen im somatosensorischen Kortex gespeichert, sondern deren statistische Regularitäten im Sinne von Häufigkeit und Ähnlichkeit. Auch haben wir nicht jeden Satz, den irgendjemand irgendwann zu uns gesagt hat, gespeichert, sondern die allgemeinen Regeln der Grammatik und die Bedeutung der Wörter und Dinge um uns. Betrachten wir 2 Beispiele (6; vgl. auch 7):

1. Der Schutzmann ist zu umfahren, nicht hingegen umzufahren. Warum? Weil im Deutschen das Halbpräfix „um" fest und unfest vorkommen kann, d. h. es kann gebraucht werden wie die unbetonten Präfixe „ver", „be", „ent", „er" und „zer" und ist dann untrennbar mit dem Verb verbunden, jegliche Trennung ist also umgangen. Ist „um" dagegen betont, muss mit dem Präfix anders umgegangen werden: Jetzt wird umgedacht und der Schutzmann verbotenerweise auch umgefahren.

2. Ich habe mir heute morgen die Haare geschnitten, aber den Bart nicht rasiert. Warum? Weil im Deutschen die auf „-ieren" endenden Verben das Partizip Perfekt ohne „ge" bilden. Hätten Sie es *gewusst? Können* tun sie es jedenfalls mit links, und jedes Kind kann es auch: „Die Zwerge sitzen beisammen und quangen. Und am nächsten Tag sagt der eine: Gestern war es lustig: da haben wir wieder mal so richtig schön …" – „*gequangt!*" wird man ohne Zögern im Kindergarten vernehmen. Dass Kinder das Partizip von einem Verb bilden können, das gar nicht existiert, zeigt, dass sie nicht eine Art Tabelle mit Infinitiven und Partizipien anhand ihrer Spracherfahrung gelernt haben, sondern tatsächlich die *allgemeine Regel.* „Die Zwerge sitzen beisammen und patieren. Und am nächsten Tag sagt der eine: Gestern war es lustig: da haben wir wieder mal so richtig schön …" – „patiert!" – Ohne „ge" versteht sich (denn es geht hier ja um ein Verb auf „-ieren"), wie es jedes Kind kann, ohne es zu wissen.

41

Und noch ein Beispiel. Stellen Sie sich vor, wir machten jetzt einen Test: Schreiben Sie bitte auf, was Sie in 9 bis 13 Jahren Schulmathematik gelernt haben – dalli, dalli! Seien Sie ehrlich: Wahrscheinlich genügt bei den meisten von uns ein Zettel von der Größenordnung einer Postkarte. – Ist das alles? Mehr haben wir nicht gelernt? – Nun schlagen Sie die Zeitung auf, den Wirtschaftsteil, und stellen fest, dass der DAX schon wieder gefallen ist. Sie entnehmen dies einer Grafik, die den Zusammenhang zweier Variablen, der Zeit und einem Wert, darstellt. Ohne lange über $y = f(x)$ nachzudenken, haben Sie den Zusammenhang erfasst und die (leider schon wieder) nach rechts unten gehende Linie mathematisch interpretiert. Gelernt haben Sie dies im Mathematikunterricht, wie so viele andere mathematische Zugangsweisen zur Welt. Sie haben dabei jeweils sehr viele Beispiele durchgenommen und können jetzt die Regeln „im Schlaf", d. h. ohne über sie explizit nachzudenken.

Halten wir fest: Wenn wir in der Schule etwas gelernt haben, was wir später im Leben wirklich angewendet haben, dann liegt meist genau diese Struktur vor: Es ist ein allgemeiner Zusammenhang, der anhand vieler Beispiele erworben und gefestigt wurde. Und gerade weil er allgemein ist, betrifft er nicht nur die Beispiele, sondern lässt sich auf immer neue Sachverhalte anwenden. Demgegenüber sind einzelne Fakten – der höchste Berg von Grönland, das Bruttosozialprodukt von Nigeria, das Geburtsdatum von Mozart oder der Zitronensäurezyklus – für die Probleme des Lebens vollkommen nutzlos.

Ich glaube, dieser Gedanke steckt letztlich hinter dem Begriff der metakognitiven Kernkompetenz: Nicht Einzelheiten sollen gelernt werden, sondern „Kulturtechniken" und „Problemlösestrategien", die eben genau deswegen nicht veraltern, da sie sich immer wieder auf neue Art anwenden lassen. Es geht um das Können (Kompetenz), nicht um das auswendig gelernte Wissen. Dieses Können bewerkstelligt das Gehirn gerade *nicht* dadurch, dass man Regeln paukt. Wann immer wir Beispiele wirklich verarbeiten, entsteht – ganz allgemein – im Gehirn Struktur (d. h. neuronale Repräsentationen äußerer Gegebenheiten) und diese kann auf neue Sachverhalte angewendet werden. – Immer und in jedem Fall?

Mit der Methode der funktionellen Magnetresonanztomographie (fMRT) lässt sich die Aktivität des Gehirns während des Umgangs mit Bildern oder Wörtern messen und abbilden. Und werden die Versuchspersonen hinterher gefragt, an welche Wörter sie sich erinnern (in der englischsprachigen Literatur spricht man vom subsequent memory effect), dann kann man nach dem Experiment im Scanner die Funktionsbilder des Gehirns wie folgt auswerten: Man vergleicht die Aktivierung bestimmter Hirnregionen während des Bearbeitens der Bilder oder Wörter, die später erinnert wurden, mit der Aktivität der Hirnregionen während der Bearbeitung der Stimuli, die später *nicht* erinnert wurden. Die Arbeitsgruppe um Anthony Wagner in Harvard konnte 1998 (8) nachweisen, dass Regionen im präfrontalen und im medialen temporalen Kortex für das erfolgreiche Einspeichern von Wörtern zuständig sind; Aktivität in diesen Regionen während des Einspeicherns sagt das spätere Erinnern vorher.

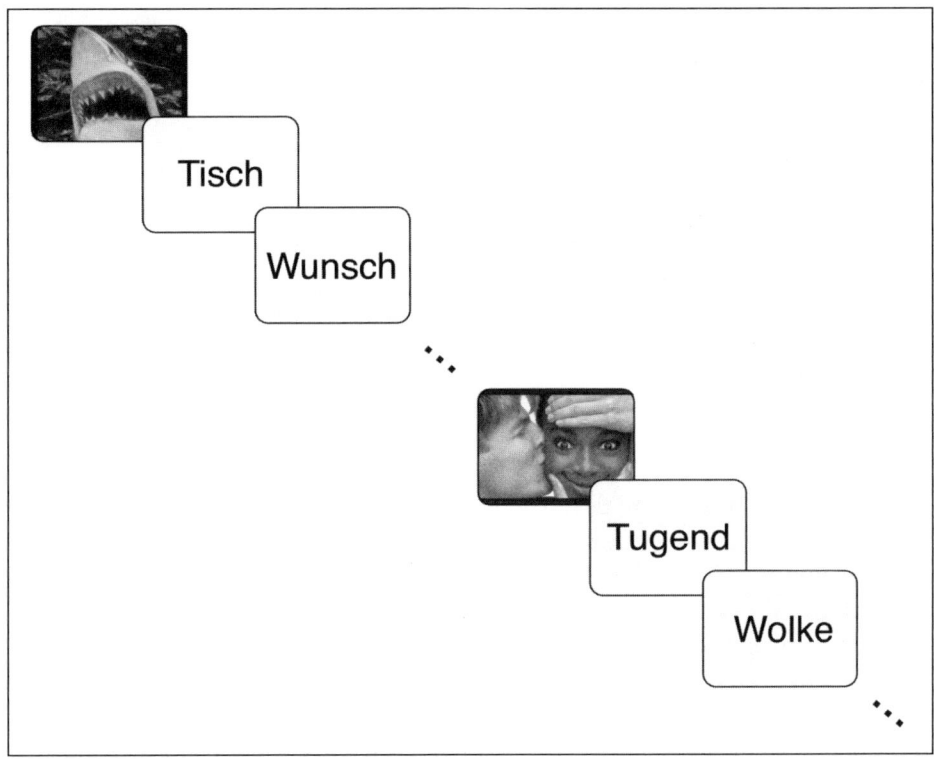

Abb. 1 Schematische Darstellung des Versuchdesigns. Dargestellt ist ein Bild zur Erzeugung positiver (unten rechts) bzw. negativer (oben links) Emotionen sowie der Verlauf des Experiments. Wir gingen davon aus, dass das Betrachten beispielsweise des linken oberen Bildes mit einer formatfüllenden Videobrille im engen Scanner den emotionalen Zustand des Betrachters durchaus modulieren kann.

Da wir in unserer Arbeitsgruppe für funktionelle Bildgebung bereits seit längerer Zeit den Auswirkungen emotionaler Prozesse nachgehen (2, 9), lag es nahe, diesen experimentellen Ansatz zu modifizieren und für die Untersuchung über die Auswirkungen emotionaler Prozesse auf Gedächtnisleistungen fruchtbar zu machen (1).

Unsere Frage dabei war, ob sich die spätere Erinnerungsleistung für neutrale Inhalte unterscheidet, je nachdem, ob diese Inhalte in einem positiven, negativen oder neutralen Gefühlszusammenhang eingespeichert werden und ob hierfür unterschiedliche Hirnregionen zuständig sind. Dafür wurden den Versuchspersonen zunächst Bilder präsentiert, die positive, negative oder neutrale Emotionen hervorrufen, bevor sie jeweils ein neutrales Wort sahen (Abb. 1). Die Versuchspersonen hatten die Aufgabe, durch Drücken zweier Tasten anzugeben, ob es sich bei dem Wort um ein abstraktes Wort (z. B. „Staat") oder um ein konkretes Wort (z. B. „Stuhl") handelt. Dies stellt sicher, dass die Versuchspersonen die Wörter lesen und über sie nachdenken. Später baten wir die Versuchspersonen, sich an die Wörter zu erinnern.

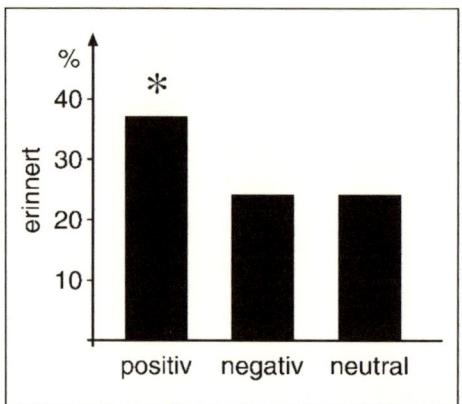

Abb. 2 Behaltensleistung in Abhängigkeit vom emotionalen Kontext. In positiver Stimmung bleibt am meisten hängen.

Wir konnten nachweisen, dass der emotionale Kontext, in dem die Einspeicherung der Wörter geschieht, einen modulierenden Einfluss auf die spätere Erinnerungsleistung hat. So wurden diejenigen Wörter am besten erinnert, die in einem positiven emotionalen Kontext eingespeichert wurden (Abb. 2).

Darüber hinaus konnten wir zeigen, dass Aktivitäten in bestimmten unterschiedlichen Hirnregionen – je nachdem in welchem emotionalen Kontext die Wörter eingespeichert wurden – ein späteres Erinnern vorhersagen (1): Während das erfolgreiche Einspeichern von Wörtern in positivem emotionalen Kontext mit einer vermehrten Aktivität im Bereich des Gyrus fusiformis und Parahippocampus einherging, fand sich eine Aktivierung des Mandelkerns während des erfolgreichen Einspeicherns in negativem emotionalen Kontext (Abb. 3). Erfolgreiches Einspeichern in neutralem Kontext aktiviert den frontalen Kortex.

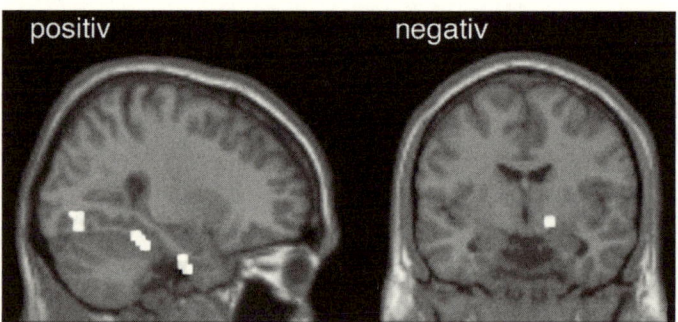

Abb. 3 Schematische Darstellung der Ergebnisse der Studie von Erk et al. (1). Beim erfolgreichen Einspeichern neutraler Wörter fanden (linkes Bild) wir eine Aktivierung visueller Areale im Gyrus lingualis (ganz links) sowie des posterioren und anterioren Gyrus parahippocampalis (Mitte und rechts im Bild). Wenn dagegen neutrale Inhalte unter negativen Emotionen eingespeichert werden (rechtes Bild), kommt es zur Aktivierung im Bereich des Mandelkerns.

Bearbeitet die Versuchsperson neutrale Inhalte in einem positiven emotionalen Zustand, dann bleiben diese nicht nur am besten im Gedächtnis (Abb. 2), sondern werden ganz offensichtlich in einer Region eingespeichert (mehr Aktivierung), in dem das Lernen bekannterweise im Normalfall erfolgt: im Hippocampus. Befinden sich die Vesuchspersonen demgegenüber in einem negativen emotionalen Zustand, so werden durchaus auch Inhalte behalten, jedoch geschieht dies im Mandelkern.

Nun könnte man auf die Idee kommen, dieses Ergebnis in die Praxis umsetzen: Wenn wir mit unterschiedlichen Gehirnregionen lernen, je nachdem, in welchem emotionalen Kontext wir uns befinden, dann könnte man die Inhalte ja sinnvoll verteilen, da das Gehirn so klein ist. Es wäre daher vernünftig, dass beispielsweise der Lateinlehrer böse mit dem Rohrstock vorgeht, wohingegen der Englischlehrer lieb mit Schokolade belohnt. Dann haben die Schüler ihr Latein im Mandelkern und ihr Englisch im Hippocampus und bringen nichts durcheinander. Auch ist in beiden Regionen zusammen mehr Platz als nur im Hippocampus.

So plausibel diese Idee klingt, so falsch ist sie, führt man sich die Funktion des Mandelkerns vor Augen (Abb. 4). Er enthält assoziative Verknüpfungen, die es uns ermöglichen, bei drohender Gefahr mit Angst zu reagieren, die wiederum unseren Körper optimal an die Situation von Kampf oder Flucht anpasst: Puls und Blutdruck steigen und die Muskelspannung nimmt zu.

Inhalte, die im Mandelkern gespeichert sind, führen damit bei ihrem Abruf automatisch zu körperlichen Reaktionen des Angstaffekts. Diese Angst verändert nicht nur den Körper in Richtung auf (wie die Amerikaner so schön und kurz sagen) „flight or fight", sondern auch den Geist. Kommt der Löwe von links, läuft man nach rechts. Wer in dieser Situation lange fackelt, kreative Problemlösungsstrategien entwirft oder gar die Dinge erst einmal auf sich wirken lässt, lebt nicht lange. Eine ganze Reihe von Befunden spricht dafür, dass Angst einen ganz bestimmten kognitiven Stil produziert, der das rasche Ausführen einfacher gelernter Routinen erleichtert und das lockere Assoziieren erschwert (1, 3, 6). Dies war vor

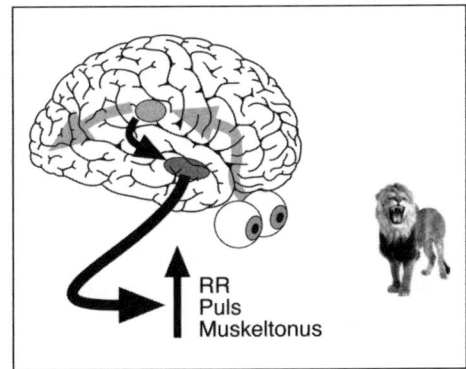

Abb. 4 Visuelle Information fließt von der Netzhaut zunächst zum Corpus geniculatum laterale (hellgrauer Bereich) und zur weiteren differenzierten Verarbeitung zum primären visuellen Kortex im Okzipitallappen. Zugleich wird eine schlechte Schwarz-Weiß-Kopie sehr rasch zu den Mandelkernen (nur der rechte ist etwas vergrößert und dunkelgrau dargestellt) weitergeleitet (kurzer schwarzer Pfeil). Die dort gespeicherten assoziativen Verknüpfungen sorgen automatisch für eine Erhöhung von Blutdruck (RR), Puls und Muskeltonus, was der Vorbereitung des Körpers auf Abwehr oder Flucht dient (nach [5]).

hunderttausend Jahren sinnvoll, führt jedoch heutzutage meist zu Problemen. Wer Prüfungsangst hat, der kommt einfach nicht auf die einfache, aber etwas Kreativität erfordernde Lösung, die er normalerweise leicht gefunden hätte. Wer unter dauernder Angst lebt, der wird sich leicht in seiner Situation „festfahren", „verrennen", der ist „eingeengt" und kommt „aus seinem gedanklichen Käfig nicht heraus" – unsere Umgangssprache ist voller Metaphern, die den unfreien kognitiven Stil, der sich unter Angst einstellt, beschreiben.

Was in wirklicher Gefahr sinnvoll ist, erweist sich in der Wissensgesellschaft als Nachteil. Jeder Betrieb kennt die Regel, dass man beim Brainstorming, also beim gemeinsamen Suchen nach neuen ungewöhnlichen Ideen zur Lösung eines Problems, eines nicht darf: Kritik üben. Denn Kritik macht Angst und wer Angst hat, kann nicht mehr kreativ sein. Wenn jedoch keine Angst da ist, sind die Gedanken freier, offener und weiter.

Zurück zu dem, was Kinder in 30 Jahren können sollen: Probleme lösen, von denen wir heute nicht einmal ahnen, worum sie sich handeln könnten. Damit ist jedoch klar, dass es nicht nur (und möglicherweise nicht einmal in erster Linie) darauf ankommt, *was* gelernt, sondern vor allem *wie* es gelernt wird. Denn dies bestimmt darüber, ob es später angewendet werden kann oder nicht.

Emotion und Kognition, Gefühl und Denken, sind eng miteinander verbunden. Des Pudels Kern beim Lernen ist nicht die Kernkompetenz, und sei sie noch so metakognitiv, und schon gar nicht der Mandelkern. Noch einmal: Unser Gehirn lernt immer. Sorgen wir dafür, dass dieses Lernen in einer positiven emotionalen Umgebung stattfindet, denn nur dann – so die Gehirnforschung – werden unsere Kinder in 30 Jahren in der Lage sein, das Gelernte nicht nur herzubeten, sondern es zur Lebensgestaltung und Problemlösung aktiv zu nutzen!

Ein Letztes: Ob die Welt rund oder flach ist und im Mittelpunkt steht oder nicht, wurde vor einigen hundert Jahren noch politisch diskutiert und wer die falsche (oder wie sich herausstellte, die richtige) Meinung vertrat, riskierte sein Leben. Heute sind diese Meinungen durch Antworten aus der Wissenschaft ersetzt und weil dies so war, betraten Menschen den Mond und fotografierten Jupitermonde aus der Nähe. Wir haben heute Grund zur Hoffnung, dass wir in Hinblick auf das Lernen schaffen, was wir in der Astronomie vor Jahrhunderten geschafft haben.

Literatur

1. Erk S, Kiefer M, Grothe J, Wunderlich AP, Spitzer M, Walter H. Emotional context modulates subsequent memory effect. Neuroimage 2003; 18: 439–47.
2. Erk S, Walter H. Denken mit Gefühl. Der Beitrag von funktioneller Bildgebung und Simulationsexperimenten zur Emotionspsychologie. Nervenheilkunde 2000; 19: 3–13.
3. Fiedler K. On the task, the measures and the mood in research on affect and social cognition. In: Forgas JP. Emotion and Social Judgement. Oxford: Pergamon 1991: 82–104.

4. von Hentig H. Ach, die Werte. Weinheim: Beltz Taschenbuch Verlag 2001.
5. LeDoux JE. Emotion, memory and the brain. Scientific American 1994; 270: 32–9.
6. Spitzer M. Lernen. Gehirnforschung und die Schule des Lebens. Heidelberg: Spektrum Akademischer Verlag 2002.
7. Spitzer M. Lebendige Sprache. Nervenheilkunde 2001; 20: 362–4.
8. Wagner AD, Schacter DL, Rotte M, Koutstaal W, Maril A, Dale AM, Rosen BR, Buckner RL. Building memories: Remembering and forgetting of verbal experiences as predicted by brain activity. Science 1998; 281: 1188–91.
9. Walter H. Neurowissenschaft der Emotionen und Psychiatrie. Nervenheilkunde 1998; 18: 116–26.

Fernsehen und Kinder in Deutschland

Emotionen, Schulen, Körper und Geist

Mindestens ein Fernsehapparat steht in mehr als 98 % aller deutschen Haushalte und in etwa jedem 5. deutschen Kinderzimmer. Der Fernsehkonsum nimmt über die Jahre hinweg zu und lag in den 90er-Jahren bei etwa 2 Stunden pro Tag. Eingeteilt in 2 gleich große Gruppen, die Vielseher und die Wenigseher, zeigt sich bei Kindern die große Schwankungsbreite des Fernsehverhaltens: Bei den 15-Jährigen liegt der Mittelwert der Vielseher bei 3,3 Stunden täglich, die Wenigseher schauen 1,1 Stunden in die Röhre (3).

Berücksichtigt man zudem, dass im Mittel 20 % der wachen Zeit mit der Familie verbracht wird und dass der Fernsehkonsum an Wochenenden eher höher liegt als unter der Woche, so lässt sich hieraus Folgendes ableiten: Die häufiger fernsehende Hälfte der 15-Jährigen verbringt von ihren jährlich zur Verfügung stehenden 5 840 Stunden an wacher Zeit (365 x 16 Std. täglich) etwa 1 000 Stunden in der Schule, mindestens 1 200 Stunden vor dem Fernseher und etwa 1 170 Stunden in der Familie. Da zu 41 % die Familie gemeinsam Fernsehen schaut, verringert sich die Zeit des effektiven Einflusses der Familie um 480 Stunden auf 690 Stunden.

„Nimmt man die Schule, das Elternhaus und das Fernsehen zusammen, so werden fast 42 % der ‚Erziehung‘ vom Fernsehen geleistet" geben Myrtek und Scharff (3) mit Recht zu bedenken, und fahren fort: „Diese Beispiele zeigen, dass der Einfluss des Fernsehens bei den Vielsehern größer sein muss, als es sich viele eingestehen möchten. Das Weltbild der Vielseher wird ganz erheblich vom Fernsehen geprägt, ein Bild, das mit der Wirklichkeit nur wenig zu tun hat."

Die Auswirkungen des Fernsehkonsums wurden von mir an dieser Stelle und anderswo bereits mehrfach diskutiert (5–9). Die zitierten Originalarbeiten stammen dabei nahezu ausnahmslos aus den USA, dem Land, das zugleich am stärksten betroffen ist, in dem jedoch auch die meisten guten wissenschaftlichen Arbeiten zu diesem Thema existieren. Hierzulande bringen es Medienwissenschaftler allenfalls auf – zumeist auffällig medienfreundliche – Besinnungsaufsätze; gute empirische Forschung hingegen ist echte Mangelware.

Umso bedeutender sind 2 in Deutschland durchgeführte Untersuchungen zu den Wirkungen des Fernsehkonsums auf Schulkinder, die methodisch als sehr aufwendig und sauber sowie inhaltlich als aufschlussreich und praktisch relevant einzustufen sind.

Die Würzburger Arbeitsgruppe um Schneider und Ennemoser ging in einer Studie an 330 Kindern (je 165 Kindergartenkinder und Zweitklässler) der Frage nach, wie sich der Fernsehkonsum auf die Entwicklung der Sprach- und Lesekompetenzen auswirkt (4). In regelmäßigen Abständen fanden Befragungen der 330 Familien zu ihren Mediengewohnheiten statt und sie mussten jeweils über den Zeitraum von einer Woche Tagebücher zum Freizeitverhalten der Kinder führen. Zudem wurden die Kinder alle 6 Monate hinsichtlich Intelligenz, Sprachentwicklung, Lesefertigkeiten und Konzentrationsfähigkeit getestet.

Die bisherigen Ergebnisse dieser Studie lassen sich wie folgt zusammenfassen: Vielseher sind nicht nur schlechter im Lesen, sondern lernen zudem langsamer hinzu als Wenigseher. Interessanterweise zeigte sich, dass dies erstens gerade für Kinder aus wohlhabenden Familien zutrifft – Kinder mit hohem sozioökonomischen Status, die viel fernsehen, weisen besonders mangelhafte Leistungen auf. Zweitens trifft es auch gerade für die weniger intelligenten Kinder zu. Kurz: Auf weniger intelligente Kinder hat das Fernsehen einen besonders verheerenden Einfluss. Lassen wir die Autoren selbst zu Wort kommen:

„Für die jüngere Kohorte konnte mithilfe eines linearen Strukturgleichungsmodells gezeigt werden, dass der vorschulische Fernsehkonsum auch unter Berücksichtigung relevanter kognitiver Prädiktoren und der sozialen Schicht einen eigenständigen und bedeutsamen Beitrag zur Vorhersage der Lese-Rechtschreib-Kompetenzen in der 3. Klasse leisten kann."

Im Klartext: Fernsehen im Vorschulalter führt zu schlechteren Leistungen im Lesen und Schreiben in der Schule. Diese Effekte sind ganz offensichtlich „dosisabhängig", denn sie lassen sich in der ersten Klasse noch nicht deutlich nachweisen, wohl aber 2 Jahre später.

Die eingangs bereits zitierte Untersuchung von Myrtek und Scharff (3) aus der Forschungsgruppe für Psychophysiologie der Universität Freiburg zeichnet sich dadurch aus, dass sie nicht nur psychologische Variablen erhoben hatten, sondern auch psychophysiologische, nämlich die Herzfrequenz (über ein EKG) und die körperliche Bewegung (über 2 Bewegungssensoren an Kopf und Oberschenkel). In einer Reihe von Untersuchungen hatten die Freiburger bereits klären können, dass sich aus diesen beiden Variablen sowohl die körperliche Aktivität (viel Bewegung + hoher Puls) als auch die emotional-mentale Aktivität (keine bzw. wenig Bewegung + hoher Puls) ableiten lassen. Da zudem bekannt ist, dass bei mentaler Belastung die *Variabilität* der Herzfrequenz (nicht ihr Mittelwert) zunimmt, ist es insgesamt möglich, anhand der beiden erhobenen physiologischen Variablen – erstens – die körperliche, – zweitens – die geistige und – drittens – die emotionale Beanspruchung der Kinder objektiv zu messen. Dies erfolgte Tag und Nacht, während insgesamt etwa 23 Stunden täglich, zur Schulzeit, Freizeit und im Nachtschlaf (in der verbleibenden Stunde wurden die Elektroden gewechselt bzw. das System gewartet).

Nicht nur auf der Erhebung objektiver, sondern auch auf den subjektiven Daten lag in dieser Untersuchung besonderes Augenmerk und Myrtek und Scharff gingen methodisch aufwendige neue Wege. Die 200 untersuchten Schüler erhielten ein computergestütztes mobiles Datenerfassungssystem. Mit einem Ton erinnerte sie das Gerät im Durchschnitt alle 15 Minuten daran, eine kurze Beschreibung ihres

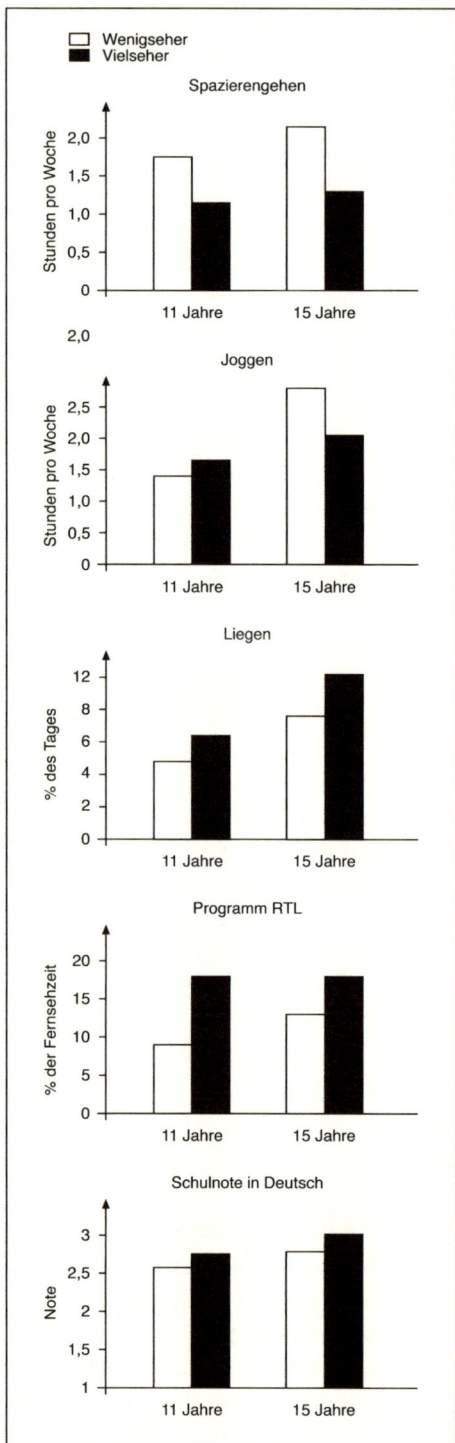

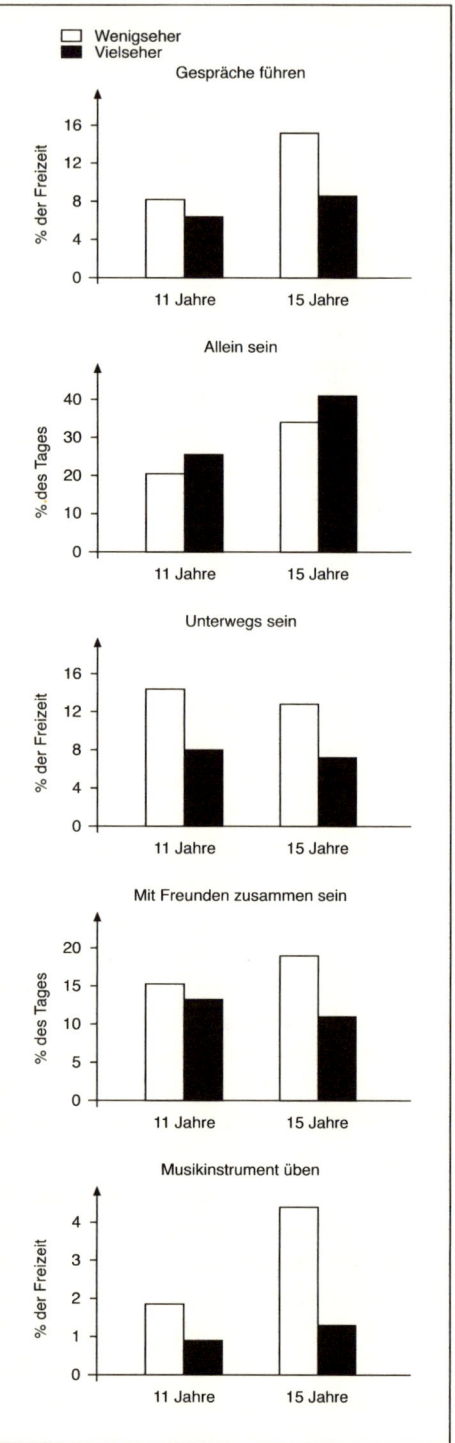

◄ **Abb. I (S. 50 links)** Vergleich von Wenigsehern (weiße Säulen) mit Vielsehern (schwarze Säulen) im Alter von II und I5 Jahren bezüglich 3 Variablen der Bewegungsaktivität, Programmauswahl und Deutschnoten (Daten nach [3]). Die Unterschiede sind in Hinblick auf den Faktor Fernsehen mit p = 0,054 (spazieren gehen), p = 0,01 (liegen), p = 0,073 (Programm) und p = 0,05 (Deutschnote) signifikant.

◄ **Abb. 2 (S. 50 rechts)** Vergleich von Wenigsehern (weiße Säulen) mit Vielsehern (schwarze Säulen) im Alter von II und I5 Jahren in Bezug auf 2 Variablen des Sozialkontakts sowie 3 Variablen der Freizeitgestaltung (Daten nach [3]). Die Unterschiede sind auf den Faktor Fernsehen mit p = 0,001 (Gespräche führen), p = 0,001 (allein sein), p = 0,001 (unterwegs sein), p = 0,005 (Zeit mit Freunden) und p = 0,003 (Musikinstrument üben) signifikant.

Befindens und ihrer aktuellen Tätigkeit anzugeben. Es wurden auf diese Weise insgesamt 223 Kinder untersucht; 200 Datensätze (ein sehr hoher Wert) waren auswertbar. Damit war erstmals eine sehr genaue Beschreibung des Alltags von jeweils 100 Kindern im Alter von 11 bzw. 15 Jahren möglich.

Die Ergebnisse geben zu denken. Wer viel Fernsehen sieht, bewegt sich weniger und liegt mehr auf der Couch, schaut eher das fragwürdige Programm von Privatsendern und hat schlechtere Noten in Deutsch (Abb. 1). Aber damit nicht genug: Vielseher führen weniger Gespräche, sind öfters allein und verbringen weniger Zeit unterwegs, mit Musikinstrumenten oder mit Freunden (Abb. 2).

Bedeutsam in Hinblick auf die psychophysiologischen Messungen ist das Ergebnis, dass die emotionale Frequenzerhöhung bei den Vielsehern signifikant geringer ausgeprägt war (p < 0,027) als bei den Wenigsehern, was als Zeichen einer TV-bedingten emotionalen Abstumpfung interpretiert werden kann.

Von besonderer Relevanz für die Auswirkungen des Fernsehens auf die Schulleistungen ist jedoch die Zusammenschau der subjektiven Daten mit den objektiven psychophysiologischen Messungen. Die emotionale Beanspruchung ist demnach während der Freizeit höher als in der Schule, obwohl die Schüler subjektiv die Schule als unangenehmer und „stressiger" erleben als die Freizeit (Abb. 3).

Abb. 3 Emotionale Erhöhung der Herzfrequenz während der Schulzeit im Vergleich mit der Zeit vor dem Fernseher (Daten zusammengefasst nach [3]). Der Unterschied ist mit p < 0,001 hoch signifikant.

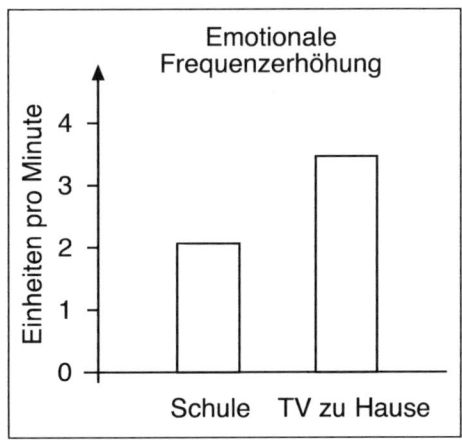

51

Gerade vor dem Hintergrund der Befunde zur Emotionsabhängigkeit von Lernprozessen (1, 2, 9) zeigen diese Ergebnisse eine bedeutsame Schwachstelle im Erziehungssystem mit großer Deutlichkeit auf: Wer morgens in der Schule döst und wessen Pulsfrequenz nahe der Schlafgrenze liegt und wenig moduliert, der wird nichts lernen. Wer dann nachmittags Gewaltfilme oder Horrorvideos mit Pulsbeschleunigung betrachtet, der lernt die Gewalt besonders gut. Liegt der Jugendliche dann abends zu lange vor dem Fernseher, ist er morgens erst recht müde und das Ganze geht wieder von vorne los. Lehrer befinden damit letztlich in Konkurrenz mit Hollywood und kommen gegen die Tricks von Stephen Spielberg oder George Lucas nur schwer an. Genau genommen befinden sie sich auf verlorenem Posten. Ob dies der Grund dafür ist, dass es in Deutschland – erstens – mehr psychosomatische Klinikbetten gibt als in der ganzen restlichen Welt zusammengenommen, in denen – zweitens – bekanntermaßen vor allem Lehrer behandelt werden?

Literatur

1. Cahill L, Prins B, Weber M, McGaugh J. Beta-Adrenergic activation and memory for emotional events. Nature 1994; 371: 702–4.
2. Erk S, Kiefer M, Grothe J, Wunderlich AP, Spitzer M, Walter H. Emotional context modulates subsequent memory effect. Neuroimage 2003; 18: 439–47.
3. Myrtek M, Scharff C. Fernsehen, Schule und Verhalten. Untersuchungen zur emotionalen Beanspruchung von Schülern. Bern: Huber 2000.
4. Schneider W, Ennemoser M, Schiffer K, Reinsch C. Zum Einfluss des Fernsehens auf die Entwicklung von Sprach- und Lesekompetenzen von Kindern. 2003: www.psychologie. uni-wuerzburg.de/i4pages/html/fernsehprojekt. html
5. Spitzer M. Gewalt im Fernsehen: Wir dürfen nicht zuschauen! Nervenheilkunde 1999; 18: 160–1.
6. Spitzer M. Gewalt im Spiel: von der virtuellen Realität zum Gott-Modus. Nervenheilkunde 2001; 20: 5–8.
7. Spitzer M. Fernsehen und aggressives Verhalten. Nervenheilkunde 2002; 21: 272–4.
8. Spitzer M. Gewalt im Fernsehen. Über den Zusammenhang von medialer und realer Gewalt. Forum Schule, Magazin für Lehrerinnen und Lehrer 2002; 3 (November): 8–11.
9. Spitzer M. Lernen. Gehirnforschung und die Schule des Lebens. Heidelberg: Spektrum Akademischer Verlag 2002.

Vertrauen versus Sanktionen

Zum Wesen kooperativen Verhaltens

Menschen verhalten sich kooperativ. Dies ist jedem bekannt, man muss es jedoch gelegentlich deutlich sagen, gerade in Zeiten, in denen der Wettbewerb betont wird und das gegenseitige Sich-Ausstechen. Nur wer den anderen übers Ohr haut, gewinnt langfristig – dies zumindest wollen uns diejenigen erklären, die Lug und Trug zur Wissenschaft (sie heißt Marketing) erhoben haben.

Nur zu leicht gerät in Vergessenheit, dass unser Zusammenleben darauf aufbaut, dass wir ständig Vertrauensvorschüsse geben. Es muss darauf aufbauen und funktioniert auch überhaupt nur dann, wie sich leicht zeigen lässt. Die meisten Menschen sind ehrlich, friedlich und halten sich an die ungeschriebenen Regeln des Zusammenlebens ebenso wie an die geschriebenen Gesetze. Warum eigentlich? – Interessanterweise haben die Wissenschaften mit dieser Frage bis heute ein Problem. Aus der Sicht der *Biologen* kann ein Verhalten nur dann stabil sein, maximiert es langfristig den Vorteil des Organismus. Menschen sollten sich daher nur an Regeln halten, wenn sie einen Vorteil davon haben. *Wirtschaftswissenschaftler* gehen vom rationalen Menschen aus, der langfristig (nicht seine Gene, sondern) seinen Profit maximiert. Aus der Sicht beider Wissenschaften sollte es also kooperatives Verhalten um seiner selbst willen (Altruismus) nicht geben.

Sowohl die Theorien der Biologie als auch die der Ökonomie erklären also letztlich nicht, warum Menschen sich altruistisch bzw. kooperativ verhalten. Insofern sind Untersuchungen von Bedeutung, die Bedingungen aufklären, unter denen es zu mehr oder weniger kooperativem Verhalten kommt (2). Mit anderen Worten, mangelt es schon an einer guten Theorie zu einem Verhalten, so sollte man wenigstens Daten generieren, um diesem Verhalten empirisch beizukommen. In dieser Hinsicht ist eine Studie von Fehr und Rockenbach (1) interessant, in der es um die Auswirkungen von Sanktionen auf den Ausprägungsgrad kooperativen Verhaltens geht.

Um in einer realen Situation das Vertrauen, die Versuchung der Täuschung und die Effekte von Sanktionen auf altruistisches Verhalten zu untersuchen, ließen die Autoren je 2 einander nicht bekannte Versuchspersonen jeweils nur einen Durchgang eines Investitions-Vertrauensspiels spielen. Die Regeln dieses Spiels lautet wie folgt: Beide Versuchspersonen erhalten zu Anfang des Spiels 10 Euro. Dieses Geld gehört ihnen wirklich, ist also kein Spielgeld, kann aber im Spiel eingesetzt werden. Eine der beiden Versuchspersonen, der Investor, hat nun Gelegenheit, einen bestimmten Betrag dieses Geldes an die zweite Versuchsperson, den Vertrauensmann, zu geben. Dieser Betrag wird vom Spielleiter verdreifacht. Investiert der Investor seine gesamten 10 Euro, so erhält der Vertrauensmann 30 Euro. Der Investor muss jedoch nicht nur sagen, wie viel Geld er investiert, sondern auch angeben, wie viel Geld er von seinem Vertrauensmann zurückerwartet. Investiert er 10 Euro, so können sich seine Forderungen auf irgendeinen Betrag zwischen 0 und 30 Euro belaufen. Nachdem der Investor sowohl die Investitionssumme als auch die erwartete Rückzahlung angegeben hat, ist nun die zweite Versuchsperson in der Rolle des Vertrauensmanns an der Reihe und kann die Größe der tatsächlichen Rückzahlung bestimmen. Diese Rückzahlung wird vom Spielleiter unverändert an den Investor weitergegeben.

Es ist leicht zu sehen, dass durch diese Spielregeln Randbedingungen gegeben sind, unter denen sich Kooperation lohnt. Wenn der Investor seinem Vertrauensmann tatsächlich vertraut und ihm 10 Euro gibt sowie spezifiziert, dass er 20 Euro zurückhaben möchte, wird sein Investment vom Spielleiter verdreifacht; und wenn dann der Vertrauensmann sich dieses Vertrauens auch als würdig erweist und 20 Euro zurückschickt, haben beide Spieler am Ende nicht jeweils 10, sondern 20 Euro in der Tasche. Wenn …

Der Vertrauensmann kann den Investor aber auch betrügen und kein Geld zurückbezahlen. In diesem Fall geht er mit maximal 40 Euro nach Hause. Dies wiederum weiß der Investor und kann sich beim Investieren zurückhalten. Warum sollte er dem Vertrauensmann vertrauen, wenn dieser das gesamte Geld am Ende behalten kann?

„Auf diese Weise befinden sich die Versuchspersonen in einem Dilemma, denn Vertrauen und Kooperation wirken sich für beide positiv aus; der Vertrauensmann unterliegt jedoch der Versuchung, nicht zu kooperieren und genau deswegen unterliegt der Investor der Versuchung, nichts zu investieren", wie Fehr und Rockenbach ([1], Übersetzung durch den Autor) formulieren.

Um es vorweg zu nehmen: Menschen verhalten sich viel besser, als die Theorien voraussagen. Menschen kooperieren in einem erstaunlich hohen Ausmaß! Um empirisch zu untersuchen, unter welchen Bedingungen das kooperative Verhalten mehr oder weniger hervorgebracht wird, wurde das Spiel unter 2 Bedingungen durchgeführt. Unter der Bedingung „Vertrauen" blieb das Spiel wie eben beschrieben. In der zweiten Bedingung, nennen wir sie „Sanktionsbedingung", hat der Investor die Möglichkeit, bei der Angabe seines Investments und seiner erwarteten Rückzahlung zusätzlich anzugeben, dass er den Vertrauensmann bei Rückzahlung von weniger als dem spezifizierten Betrag mit 4 Euro bestrafen wird. Diese Bedingung diente dazu, den Effekt von Sanktionen auf das Verhalten des Vertrauensmanns zu untersuchen. Noch einmal muss betont werden, dass der Investor diese Sanktion bereits bei seiner Investition festlegt; er hat aber auch die Möglichkeit, auf die Sanktion zu verzichten; und auch dies wird dem Vertrauensmann mitgeteilt. Kurz, in der Sanktionsbedingung hat der Investor die Möglichkeit, eine Sanktion zu verhängen oder darauf zu verzichten und der Vertrauensmann ist über diese Entscheidung informiert.

Die tatsächliche Durchführung des Experiments stelle ich mir recht kurzweilig vor: Die Spiele wurden mit insgesamt 238 Studenten der Universität Bonn in der Mensa durchgeführt. Die Versuchspersonen wurden dabei unmittelbar angesprochen und gefragt, ob sie mitmachen würden. Jeder spielte nur ein einziges Mal unter einer der beiden Bedingungen. Hierdurch wurde ausgeschlossen, dass ein Spieler beispielsweise so etwas wie einen guten Ruf als Vertrauensmann ausbilden konnte, auf den sich ein Investor verlassen konnte. Die Untersuchung erfasste also nur die unmittelbaren Verhaltensweisen.

Die Versuchspersonen übernahmen zufallsverteilt die Rollen von Investor und Vertrauensperson und erhielten direkt während des Spiels das Geld. Ihre Entscheidung gaben die Versuchspersonen auf einem Blatt Papier an, das sie in einer in der Mensa aufgestellten Wahlkabine ausfüllten. Zunächst spielten 24 Versuchspersonenpaare das Spiel in der Vertrauensbedingung und 45 Paare in der Sanktionsbedingung. Die Ergebnisse zeigt Abbildung 1.

Obwohl die Theorien der Biologie und der Wirtschaft voraussagen würden, dass der Vertrauensmann unter der Bedingung „Vertrauen" in keinem Falle etwas zurückzahlt und in der Bedingung „Sanktion" maximal 4 Euro, erbrachte die Untersuchung ein ganz anderes Ergebnis: Die Vertrauensleute erwiesen sich ihres Namens als würdig, wie sich an der Abhängigkeit ihrer Rückzahlungen vom investierten Geld des Investors klar zeigt. Das Ergebnis macht insgesamt sehr deutlich, dass Menschen keineswegs egoistisch reagieren, sondern altruistisch bzw. kooperativ.

Besonders interessant sind die Auswirkungen von Sanktionen. Unabhängig von der Höhe des Investments zahlte die Vertrauensperson am meisten zurück, wenn der Investor eine Sanktion verhängen konnte, dies aber nicht tat! Umgekehrt war

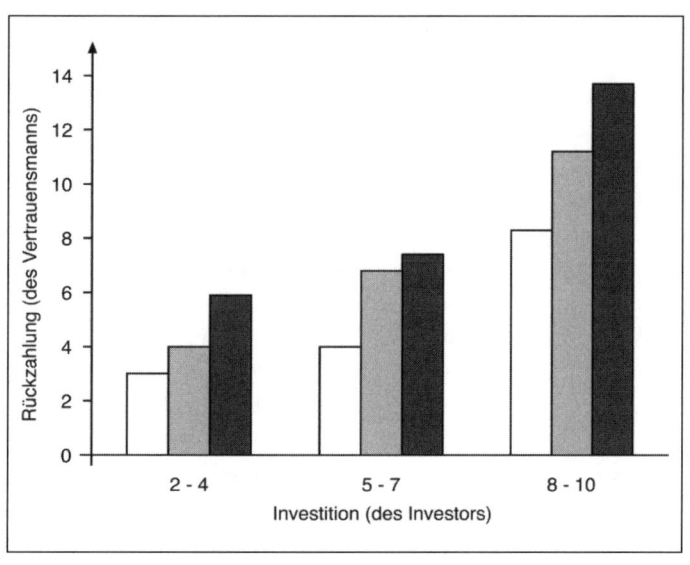

Abb. I Durchschnittliche Rückzahlung der Vertrauensperson in Abhängigkeit von der Investitionshöhe und den Bedingungen des Spiels. Graue Säulen: Bedingung Vertrauen; weiße Säulen: Sanktionen möglich und implementiert; schwarze Säulen: Sanktionen möglich und nicht implementiert.

das Ausmaß der Kooperation bei den Vertrauensleuten am geringsten, wenn der Investor eine Sanktion verhängen konnte und dies auch tat.

Auch weitere Analysen der Daten zeigten einen deutlichen Effekt von Sanktionen: Sie führen dazu, dass der Sanktionierte sich weniger kooperativ verhält. Dies wirft jedoch ein neues Problem auf: Etwa zwei Drittel der Investoren verwendeten Sanktionen. Wenn diese sich aber so ungünstig auswirken, warum benutzen die Investoren überhaupt Sanktionen? Man könnte die Frage auch wie folgt formulieren: Kennen die Menschen sich gegenseitig so schlecht, dass sie nicht den positiven Effekt nicht verhängter Sanktionen auf die Rückzahlung erwarten? Oder geht es ihnen vielleicht nur einfach darum, durch das Verhängen von Sanktionen von Anfang an auszuschließen, dass die Vertrauensperson sich egoistisch verhält?

Um diese Frage zu beantworten, wurde das Spiel weitere 50 Mal gespielt, und zwar nur in der Sanktionsbedingung. Die Investoren wurden jedoch vorher über das Verhalten der Vertrauensleute in Abhängigkeit von den Sanktionen informiert: Die Autoren zeigten ihnen ganz einfach die Daten des vorherigen Experiments. An der mangelnden Information konnte es jetzt nicht mehr liegen. Dennoch verhielten sich die Investoren im Wesentlichen genauso wie im Spiel zuvor, d. h., etwa zwei Drittel verhängten Sanktionen und ein Drittel tat dies nicht.

Die Studie belegt damit, dass Menschen ein sehr klares Urteil in Hinblick auf die Fairness von Situationen haben: Ein Vertrauensmann belohnt die Tatsache, dass ein Investor eine Sanktion verhängen könnte, dies aber nicht tut, durch höhere Rückzahlung. Ein Investor wiederum ist bereit, diesen zusätzlichen Gewinn zu verspielen, um durch verhängte Sanktionen das Ausmaß an egoistischem Verhalten der Vertrauensleute zu reduzieren.

Wie passt diese Erkenntnis zu anderen Experimenten, die gezeigt haben, dass Bestrafung die Kooperationsbereitschaft von Menschen erhöhen kann (2)? – Es kommt ganz wesentlich darauf an, wie Sanktionen legitimiert sind: Werden Trittbrettfahrer bestraft, dann sieht dies jeder ein, wird hingegen der eigene Egoismus mit Sanktionen durchgesetzt, dann wenden sich die Menschen dagegen. Die Ergebnisse zeigen somit, „dass ökonomische Anreize vor allem negative Auswirkungen auf die altruistische Kooperation haben, wenn sie in Form von Sanktionen implementiert und mit egoistischen bzw. neidvollen Intentionen verbunden sind" ([1], Übersetzung durch den Autor). Sanktionen haben in Abhängigkeit von den Umständen, unter denen sie erfolgen, ganz unterschiedliche Auswirkungen. „Wir glauben, dass diese Einsichten für jeden von Bedeutung sind, der auf die freiwillige Zusammenarbeit mit anderen Menschen angewiesen ist, … in den Beziehungen zwischen Partnern, bei der Erziehung von Kindern, in Geschäftsbeziehungen und Organisationen sowie in Märkten", beenden Fehr und Rockenbach ihren Artikel bzw. ihre Zusammenfassung (1). Man kann nur hoffen, dass viele Menschen *Nature* oder zumindest die *Nervenheilkunde* lesen.

Literatur

1. Fehr E, Rockenbach B. Detrimental effects of sanctions on human altruism. Nature 2003; 422: 137–40.
2. Spitzer M. Strafe muss vielleicht manchmal sein – durch Emotion zur Bestrafung, zur Kooperation. Nervenheilkunde 2002; 21 (3): 116–8.

Allein erziehende Mütter, eine Million Kinder, Zebrafinken und das Bundesverfassungsgericht

Wie in der *Süddeutschen Zeitung* vom 30. Januar 2003 zu lesen war (2), können Väter nicht ehelicher Kinder weiterhin kein gemeinsames Sorgerecht gegen den Willen der Mutter erzwingen. Das Bundesverfassungsgericht (Az. 1 BvL 20/99,1 BvR 933/01) hatte somit entschieden, dass nicht verheiratete Väter das Sorgerecht nach wie vor nur dann zugesprochen bekommen können, wenn sie die Mutter heiraten oder die Mutter zustimmt. Es ginge um die Verantwortung einer Person für das Kind, und diese Verantwortung läge der Mutter – gewissermaßen biologisch – näher und könne vom Vater nur mit der Zeit – kulturell – erworben werden.

Das Urteil ist wichtig, denn die Zahl der allein erziehenden Mütter nimmt in vielen westlichen Gesellschaften mit großer Geschwindigkeit zu. Was dies für die Kinder bedeutet, wurde vor wenigen Tagen in der bislang größten Untersuchung an insgesamt fast einer Million Kindern in Schweden deutlich (3). Die 65 085 Kinder allein erziehender Eltern (in 92 % der Fälle waren dies die Mütter) hatten ein deutlich größeres Risiko, an psychischen Störungen zu leiden, und auch Selbstmorde, Selbstmordversuche sowie Unfälle und körperliche Krankheiten sind bei ihnen häufiger als bei ihren 921 257 durch beide Eltern erzogenen Kollegen. Da bekannt ist, dass allein erziehende Eltern im Durchschnitt vergleichsweise ärmer (eher Sozialhilfeempfänger), weniger gut ausgebildet (eher arbeitslos) und psychisch kränker (mehr Inanspruchnahme entsprechender Versorgung) sind, war es für die Auswertung der Daten wichtig, diese Faktoren zunächst gründlich zu erfassen. Durch statistische Verfahren wurde es möglich, ihre Effekte auf die Kinder und Jugendlichen gleichsam „herauszurechnen", sodass sich die Auswirkungen der alleinigen Erziehung klarer gegenüber anderen ungünstigen Einflüssen abgrenzen lassen. Hierdurch konnte nachgewiesen werden, dass nicht andere ungünstige Umstände, sondern tatsächlich die Erziehung durch nur ein Elternteil (nebenbei bemerkt: unabhängig ob durch Mutter oder Vater) sich ungünstig auf die Kinder und Jugendlichen auswirkte. Ein paar besonders bedeutsame Ergebnisse seien kurz genannt: Allein erzogene Jungen sterben 50 % häufiger als solche mit 2 Eltern; allein erzogene Mädchen begehen doppelt so häufig Selbstmord und sterben 3-mal so häufig an Komplikationen einer Alkohol- oder Drogensucht als Mädchen mit Mutter und Vater; allein erzogene Jungen sterben gar 5-mal häufiger an Alkohol- oder Drogensucht und 3fach häufiger an externer Gewalt.

Es scheint damit, als sei das alleinige Erziehen grundsätzlich von Übel, und für die meisten Menschen ist es ohnehin ein Symptom fortschreitenden gesellschaftlichen Verfalls. Jeder hat es schon beobachtet: Wenn eine Mutter allein mit Kindern unterwegs ist, wird ihr das Leben keineswegs immer leicht gemacht. Im Gegenteil: Wird einer Frau mit einem Kind meist noch gerne geholfen, so schlägt einer Frau, die ohne Mann mit 3 oder mehr Kindern unterwegs ist, nicht selten der blanke Hass entgegen: „Selbst schuld!", „Kann die nicht verhüten?", „Dumm oder fundamental religiös?", „Kein Wunder, dass ihr der Mann weggelaufen ist", sind die Kommentare, die den Umstehenden in die Gesichter geschrieben scheinen, von noch derberen tatsächlichen Verbalisierungen einmal gar nicht zu reden (wie unkontrollierte und statistisch nicht weiter ausgewertete Beobachtungen des Autors und vor allem seiner Ehefrau zuweilen sehr eindrücklich zeigten).

Trennen sich die Eltern, so haben Freunde, (Schwieger)eltern, Lehrer oder Nachbarn für jegliches Fehlverhalten der Kinder – das, wie jeder weiß, sowieso immer auftritt – nur die eine Erklärung: „Kein Wunder, dass das Kind schlecht in der Schule, vorlaut auf der Straße, frech zu Opa oder aggressiv zu einem Gleichaltrigen ist. Hier fehlt der Vater, die strenge Hand, die für Ordnung und Disziplin sorgt und allem Übel, von Fehlverhalten bis Verweichlichung, vorbeugt." So oder so ähnlich jedenfalls, lehrt die Erfahrung, denken viele und halten das alleinige Erziehen durch – meistens – die Mutter für grundsätzlich ungünstig. Und dass aus diesen Kindern nichts werden kann und auch nichts wird, ist ohnehin jedem klar (sodass der oder die besser wissende Person auch ungestraft z. B. als Lehrer an der entsprechenden Schülerkarriere mitwirken darf). Was aber ist an dem Vorurteil der grundsätzlichen Unterlegenheit einer Erziehung durch nur ein Elternteil gegenüber der Erziehung durch Mutter *und* Vater dran? Hier kann ein Blick über die Grenzen unserer engen gutnachbarschaftlichen Maschendrahtzäune, hin auf gesellschaftspolitisch neutrale Sachverhalte im Tierreich zuweilen lehrreich sein. Betrachten wir also einmal die Erziehungsmodalitäten bei Zebrafinken und insbesondere den Lebenserfolg der Nachkommen in Abhängigkeit davon, ob sie von einem Paar oder von der Mutter allein aufgezogen wurden.

Hintergrund der im Folgenden dargestellten experimentellen Untersuchung ist die Tatsache, dass man in den letzten Jahren Strategien und Konflikte bei verschiedenen Lebewesen theoretisch durchdrungen und empirisch untersucht hat. So existieren in der Natur grundsätzliche Konflikte zwischen Eltern und Kindern, zwischen Geschwistern und – last but not least – zwischen Sexualpartnern. Überall konkurrieren die variantenreicheren Männchen um wählerische Weibchen, was insgesamt zu einer enormen Vielfalt von Eigenschaften und Verhaltensweisen geführt hat. Die hieraus resultierenden Konflikte während der Balz und sogar noch nach der Insemination, bevor es zur Befruchtung kommt (*sperm competition;* wie ein kürzlich publiziertes Beispiel eindrucksvoll belegt [1]), sind eingehend studiert und weithin bekannt. Vergleichsweise wenig Daten gibt es jedoch zu den Konflikten zwischen den Geschlechtern nach der Befruchtung, d. h. während der Aufzucht der Nachkommen. Daher sei im Folgenden eine von Royle und Mitarbeitern (4) vorgelegte Studie näher dargestellt.

Sie teilten nach dem Schlüpfen der Nachkommen 14 Zebrafinkenpaare einer von

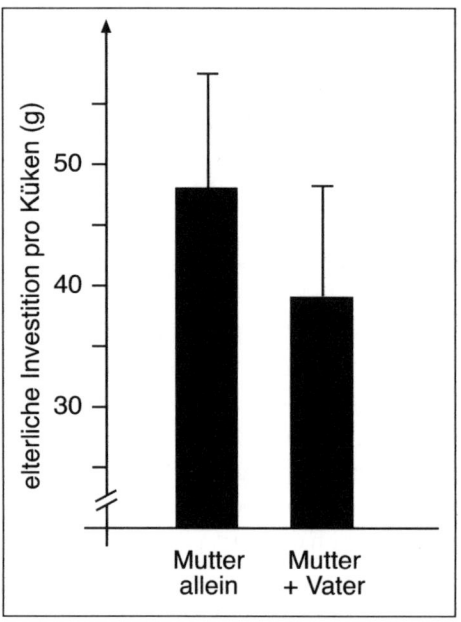

Abb. I Durchschnittliche Futterinvestition (Mittelwerte und Standardabweichung) in Gramm pro Küken durch die allein erziehende Mutter (linke Säule) bzw. die gemeinsam erziehenden Eltern (rechte Säule). Küken, die nur bei der Mutter aufwuchsen, erhielten etwa 25 % mehr Nahrung (der Unterschied ist mit p = 0,008 statistisch signifikant).

2 Gruppen zu. Die Weibchen zogen in beiden Gruppen sowohl eine Brut von 4 Jungtieren mit einem Männchen zusammen sowie eine Brut von 2 Jungtieren ohne ein Männchen auf; ab dem 4. bis 5. Tag (wenn ihre Thermoregulation funktioniert) bis zum 35. Lebenstag (dem Tag der Reife). In der ersten Gruppe erfolgte die Aufzucht der Jungtiere zuerst allein durch die Mutter. Eine zweite Brut von 4 Nachkommen zog das Weibchen daraufhin mit dem gleichen Männchen gemeinsam auf. In der zweiten Gruppe war die Reihenfolge umgekehrt, hier wurde die erste Brut von 4 Küken von beiden Elternteilen aufgezogen, die zweite Brut von 2 Küken versorgte die Mutter alleine. Durch dieses experimentelle Design konnten genetische Effekte auf die während der Aufzucht zu beobachtenden Verhaltensweisen bei den Eltern bzw. auf die Verhaltensweisen und Eigenschaften der Nachkommen ausgeschlossen werden.

Durch Videoaufnahmen des Fütterungsverhaltens sowie durch Wiegen der angebotenen Nahrung und der Küken vor und nach einer 3-stündigen Fütterungsperiode wurde der Einsatz der Elterntiere beim Füttern der Nachkommen gemessen. Hierbei zeigte sich, dass die Nachkommen der allein erziehenden Zebrafinkenmütter etwa 25 % mehr Futter pro Küken erhielten als die durch beide Eltern erzogenen Nachkommen (Abb. 1). Obwohl sich die Nachkommen im Erwachsenenalter weder durch Größe oder Körpergewicht unterschieden, hatten die ausgewachsenen männlichen Nachkommen von allein erziehenden Müttern im Gegensatz zu ihren von beiden Eltern aufgezogenen Brüdern einen deutlichen Vorteil bei der Partnerwahl.

Dies ergab ein entsprechendes Wahlexperiment, bei dem jeweils ein Männchen, das allein erzogen wurde und sein von beiden Eltern aufgezogener Bruder in einen Käfig zusammen mit einem Weibchen so platziert wurden, dass das Weibchen einen der beiden Männchen zur Paarung auswählen konnte. Es zeigte sich, dass die von ihren Müttern allein erzogenen Männchen für die Weibchen signifikant attraktiver waren als die von Mutter und Vater aufgezogenen Männchen.

Die Autoren diskutieren ihre Ergebnisse als ein klares Beispiel für einen sexuellen Konflikt. Eltern kooperieren nicht immer bzw. nicht notwendig maximal. Wäre dies in dem Experiment der Fall gewesen, hätte sich kein Unterschied in der durchschnittlichen elterlichen Zuwendung bzw. dem Reproduktionserfolg der Nachkommen zeigen dürfen. Dies war jedoch der Fall. Lassen wir die Autoren selbst zu Wort kommen:

„Durch den sexuellen Konflikt [der Eltern] kommt es zu einem klaren Nachteil für die männlichen Nachkommen in Hinblick auf ihre sexuelle Attraktivität. Dies legt nahe, dass die Erziehung durch beide Eltern zwar die Anzahl der aufziehbaren Nachkommen, nicht jedoch in jedem Fall die Qualität der Nachkommen vergrößern kann. Dies [wiederum …] legt nahe, dass interfamiliäre Konflikte ebenso wichtig für die Bestimmung charakteristischer Züge von Lebenslinien sind […] wie ökologische Variablen, beispielsweise die Nahrungszufuhr."

Es sind also die Qualität der Erziehung und die Anzahl der Erzieher, die wesentlich über den Lebensverlauf der Nachkommen entscheiden. Mindestens soviel können wir in jedem Fall von den kleinen Zebrafinken lernen.

Die Idee, dass ein gemeinsames Sorgerecht den Konsens der Eltern voraussetzt und dass ein Konflikt hier ungünstig auf Kinder wirken kann, ließ sich im Tierexperiment bei Zebrafinken eindeutig nachweisen. Es ist schön zu wissen, dass man auch beim Bundesverfassungsgericht die Zeitschrift *Nature* liest und bloße Meinungen gegenüber wissenschaftlichen Erkenntnissen zu Zebrafinken sorgfältig abwägt.

Literatur

1. Evans JP, Zane L, Francescato S, Pilastro A. Directional postcopulatory sexual selection revealed by artificial insemination. Nature 2003; 421: 360–3.
2. Kerscher H. Ledige Väter können Sorgerecht nicht erzwingen. Süddeutsche Zeitung 30.1.2003: 1.
3. Rinbäck Weitoft G, Hjern A, Haglund B, Rosén M. Mortality, severe morbidity, and injury in children living with single parents in Sweden: a population-based study. Lancet 2003; 361: 289–95.
4. Royle NJ, Hartley IR, Parker GA. Sexual conflict reduces offspring fitness in zebra finches. Nature 2002; 416: 733–6.

Noise und Neuroplastizität

Umweltlärm und Sprachfähigkeit

Das englische Wort „noise" lässt sich nur schwer ins Deutsche übersetzen. Es meint zwar einerseits „Lärm", und kann auch so übersetzt werden, hat jedoch zugleich auch die Bedeutung von „Strukturlosigkeit". Daher wird die „signal-to-noise ratio" auch mit „Signal-Rausch-Abstand" übersetzt, denn es geht bei diesem in der Informationstechnik (und der Neurobiologie) wichtigen Begriff um das Verhältnis von Signal zu Störung. In der Akustik und beim Rundfunk ist dies dann ganz wörtlich zu nehmen – und so entstand auch der Begriff –, denn bei schlechtem Signal-Rausch-Abstand hört der Zuhörer wenig vom Sender und eben viel Rauschen. Wenn wir jedoch andererseits vom Rauschen des Waldes oder Bächleins sprechen und damit (nicht nur) die Strukturlosigkeit des Klanges meinen, würde man im Englischen eher nicht von „noise" reden. Daher – und nicht nur wegen der schönen Alliteration – der Titel.

Aus dem weltweit vielleicht bekanntesten Labor für Neuroplastizität um Michael Merzenich an der Universität von Kalifornien, San Francisco, kommt eine Arbeit zu „noise" und der Entwicklung der Gehirnrinde, die unser Verständnis des Gehirns ein wesentliches Stück weiterbringt.

Chang und Merzenich (1) gingen der Frage nach, wie sich die akustische Erfahrung (sprich: das, was man hört) auf die Entwicklung des primären auditorischen Kortex (A1) auswirkt. Bei der Ratte entwickelt sich der Gehörsinn ab dem 12. Tag

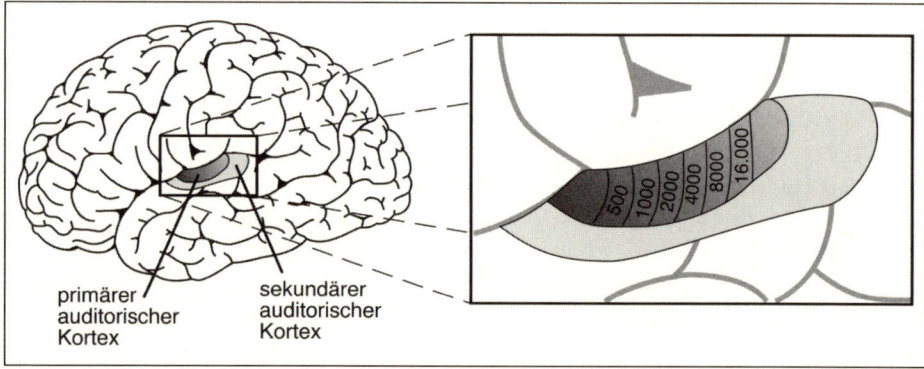

Abb. I Primärer auditorischer Kortex (A1) beim Menschen (aus [2]). Links ist dessen Lage und rechts dessen Organisation im Sinne einer tonotopen Karte dargestellt. Bei Ratten ist dies prinzipiell nicht anders.

nach der Geburt. Zu diesem Zeitpunkt reagieren die meisten Neuronen im Bereich der primären akustischen Rinde auf hohe Frequenzen, die recht unterschiedlich sein können. Im Verlauf von 2 bis 3 Wochen ändert sich dies dramatisch. In dieser Zeit entwickeln die kleinen Ratten einen primären auditorischen Kortex, der wie bei ausgewachsenen Tieren organisiert ist und eine tonotope Karte enthält (Abb. 1). Dies bedeutet erstens, dass einzelne Neuronen in A1 auf ganz bestimmte Frequenzen ansprechen, und zweitens, dass diese Neuronen nicht regellos, sondern nach Frequenzen geordnet in der akustischen Gehirnrinde angeordnet sind.

In Abbildung 2 ist diese Entwicklung quantitativ dargestellt. Am Anfang sprechen die meisten Neuronen auf hohe Frequenzen an, nach Abschluss der Entwicklung hingegen (im Experiment von Chang und Merzenich 34 Tage später) ist die Repräsentation aller Töne der Umwelt von Ratten recht gleichmäßig über die Zahl der akustischen Neuronen verteilt.

Aus früheren Untersuchungen weiß man, dass diese Entwicklung in einer *kritischen Periode* innerhalb von 2 bis 3 Wochen nach Beginn abläuft. Wie auch beim Sehen führt die Erfahrung in dieser Zeit zur Strukturierung der Verarbeitungsareale. Die Sehschwäche eines Auges während dieser kritischen Periode wirkt sich beispielsweise in schlechteren Verbindungen dieses Auges zur Sehrinde aus, die dann zur praktischen Blindheit dieses Auges führen. Daraus leitet sich bekanntermaßen beim Menschen die Okklusionsbehandlung des *gesunden* Auges bei einseitiger Sehschwäche ab, die vor dem 5. Lebensjahr erfolgen muss, damit die kritische Periode für die Entwicklung des menschlichen Sehsystems nicht verpasst wird.

Es gibt also kritische Perioden im Sinne von Zeitfenstern für bestimmte Erfahrungen, die gemacht werden müssen, damit bestimmte erfahrungsabhängige Entwicklungen erfolgen. Noch einmal: Während dieser Perioden *strukturiert die Erfahrung das Nervensystem.* Gibt man beispielsweise während der kritischen Periode

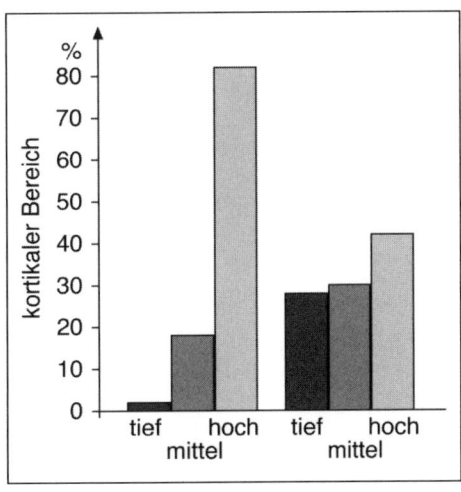

Abb. 2 Prozentualer Anteil des primären auditorischen Kortex bei Ratten, dessen Neuronen auf tiefe, mittlere und hohe Frequenzen ansprachen. Jeder Frequenzbereich entspricht etwa 1,5 Oktaven. Es ist deutlich zu sehen, dass zu Beginn der Entwicklung (links) etwa 80% aller akustischen Neuronen auf hohe Frequenzen ansprechen, nach der Entwicklung hingegen (rechts) die Frequenzen der akustischen Hörerfahrung von Ratten recht gleichmäßig repräsentiert sind (nach [1]). Angemerkt sei, dass die akustische Umgebung von Ratten höhere Frequenzen enthält als die von Menschen, nicht zuletzt deswegen, da die Vokalisationen der Ratte aufgrund der wesentlich kleineren Organe (Stimmlippen, Mundhöhle) höher frequent sind.

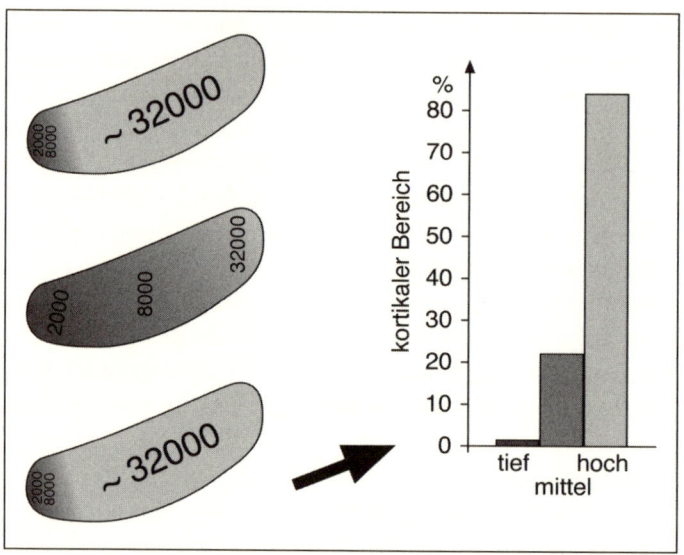

Abb. 3 Schematische Darstellung des auditorischen Kortex vor der Entwicklung (oben links; entspricht Abb. 2 links), nach der normalen Entwicklung im Alter von 50 Tagen (Mitte links; entspricht Abb. 2 rechts) und im gleichen Alter, jedoch bei Beschallung mit Rauschen von Tag 7 bis Tag 50 (unten links). Rechts ist wie in Abbildung 2 der prozentuale Anteil der auf niedrige, mittlere und hohe Frequenzen ansprechenden Neuronen im primären auditorischen Kortex der mit Rauschen beschallten Ratten dargestellt. Der Vergleich mit Abbildung 2 (links) zeigt, dass praktisch keine Entwicklung im Sinne einer Spezialisierung der Neuronen stattgefunden hat (nach [1]).

eine spezielle Frequenz ganz häufig vor, dann entwickelt der auditorische Kortex sehr viele Neuronen, die für diese Frequenz zuständig sind.

Chang und Merzenich fragten sich nun, was geschieht, wenn der akustische Input während der kritischen Periode strukturlos ist. Ratten wurden dafür ab dem 7. Tag nach der Geburt mit weißem Rauschen mittlerer Lautstärke (70 dB) beschallt. Später wurde ihr primärer auditorischer Kortex (A1) mit dem von (nicht beschallten) Kontrolltieren verglichen. Hierbei zeigte sich, dass A1 beispielsweise am 50. Tag nach der Geburt bei den mit Rauschen beschallten Tieren praktisch noch genauso aussieht wie zu Beginn der Entwicklung. Ohne strukturierte akustische Signale von außen kam es zu keiner inneren Strukturierung der akustischen Signalverarbeitung im Kortex (Abb. 3).

Ist damit der Zug abgefahren, d. h. die kritische Periode vorüber und die Entwicklung unwiderruflich unmöglich? Um diesen Gedanken nachzugehen, wurden Ratten zunächst für 50 Tage mit Rauschen und danach für etwa 3 Wochen mit einem pulsierenden Ton von 7 kHz beschallt. Das Mapping der Neuronen dieser Ratten in A1 zeigte am Tag 74 nach der Geburt einen großen für 7 kHz zuständigen Bereich. Kontrolltiere, die am 50. Tag nach der Geburt einen strukturierten akustischen Kortex aufwiesen und dann für etwa 3 Wochen mit 7 kHz beschallt wurden, zeigten keine entsprechend große Repräsentation dieser Frequenz. Der Kortex war also bei den Kontrolltieren in diesem Alter nicht mehr plastisch. Selbst wenn die Ratten jedoch bis zum 90. Tag nach der Geburt Rauschen und dann für etwa 3 Wochen den Ton gehört hatten, zeigte sich das Ergebnis eines vergrößerten 7-kHz-Areals.

Dies bedeutet, dass die Länge der kritischen Periode nicht fix ist, sondern ganz offensichtlich davon abhängt, ob eine Strukturierung des betreffenden Areals erfolgt ist oder nicht. Dies passt zu den Ergebnissen anderer Studien, die ebenfalls eine Verlängerung der kritischen Periode beim Hören oder Sehen nachweisen konnten, wenn der entsprechende Input fehlte. Ganz offensichtlich geht es jedoch nicht um eine vollständige Deprivation, sondern um das Fehlen äußerer Struktur.

Weitere von Chang und Merzenich berichtete Experimente zeigten immer wieder das Gleiche: Erst wenn durch strukturierte akustische Erfahrung eine Struktur des auditorischen Kortex entstanden ist, kommt es zur Fixierung eben dieser Struktur. Damit sorgt nicht nur äußere Struktur (Erfahrung) für innere Struktur (via Neuroplastizität). Neu ist vielmehr, dass innere Struktur für ihre eigene Fixierung sorgt! Dies geschieht wahrscheinlich über die Freisetzung neurotropher Faktoren wie beispielsweise BDNF (brain derived neurotrophic factor), von der man weiß, dass sie in Abhängigkeit von strukturierter kortikaler Aktivität erfolgen kann.

Halten wir fest: Die Strukturierung des Gehirns durch Erfahrung sorgt für ihre eigene Verfestigung. Das bedeutet natürlich auch, dass *frühe Erfahrungen* einen weitaus größeren Stellenwert bei der Ausbildung innerer Struktur haben als spätere Erlebnisse. Und für die Sprachentwicklung, von der bekannt ist, dass sehr frühe Eindrücke festlegen, welche Phoneme akzentfrei gesprochen werden können und welche nicht (3), folgt möglicherweise, dass früher Sprachinput strukturierend und damit sprachkompetenzfördernd wirkt. Entsprechend beenden die Autoren ihre Arbeit wie folgt: „These studies also suggest that environmental noise, which is commonly present in contemporary child-rearing environments, can potentially contribute to auditory- and language-related developmental delays." Sie bedienen sich damit einerseits selber der eingangs geschilderten Ambiguität des Wortes „noise", haben jedoch vielleicht tatsächlich einen bedeutenden Punkt erkannt, indem sie auf die Notwendigkeit epidemiologischer Studien zur akustischen Wahrnehmung in Abhängigkeit vom Umweltlärm hinweisen.

Literatur

1. Chang EF, Merzenich MM. Environmental noise retards auditory cortical development. Science 2003; 300: 498–502.
2. Spitzer M. Musik im Kopf. Stuttgart – New York: Schattauer 2002.
3. Spitzer M. Lernen. Gehirnforschung und die Schule des Lebens. Heidelberg: Spektrum Akademischer Verlag 2002.

Wechselwirkungen: Stress mit Serotonin

Wechselwirkungen zwischen Anlagen und Umwelt werden in der Psychiatrie nicht nur diskutiert, sondern gehören – beispielsweise in Form des Vulnerabilitäts-Stress-Modells vieler psychischer Störungen – zum Gedankengut unseres Fachgebiets. Diathesen werden vererbt, ob die Erkrankung jedoch manifest wird, hängt von Umweltfaktoren ab. So klar dies einerseits zu sein scheint, so wenig harte Daten gibt es andererseits bei genauerem Hinsehen zu diesem Modell. Wir erleben jedoch derzeit den Beginn durchgreifender Änderungen in Hinblick auf die verfügbaren Daten und werden uns in naher Zukunft noch sehr viele Gedanken über die Konsequenzen machen müssen. Einen Vorgeschmack auf die anstehenden Probleme, die sowohl naturwissenschaftlicher als auch geisteswissenschaftlicher Art sind, mag das Folgende vermitteln.

Eine Kohorte von insgesamt 1 037 in den Jahren 1972 und 1973 in der neuseeländischen Stadt Dunedin geborenen Kindern wurde in eine Langzeitstudie aufgenommen und in regelmäßigen Abständen alle 2–3 Jahre untersucht. Caspi und Mitarbeiter (2) wählten aus der Gesamtgruppe 442 Personen aus, die alle männlichen Geschlechts waren und zudem einen einheitlichen populationsgenetischen Hintergrund aufwiesen: alle 4 Großeltern gehörten jeweils der weißen (kaukasischen) Rasse an. Von diesen 442 Jungen waren 8 % in der Kindheit misshandelt und weitere 28 % mit einer gewissen Wahrscheinlichkeit ebenfalls misshandelt worden. Wie nicht anders zu erwarten, wurden einige der Jungen im späteren Leben selbst gewalttätig. Daher konnten die Untersucher der Frage nachgehen, ob und wie sich Gewalt gegenüber den Jungen in ihrer Kindheit später auf deren eigene Kriminalität auswirkt.

Kindesmisshandlung ist zum einen als Risikofaktor für spätere Kriminalität bekannt, zum anderen wird jedoch nicht jedes misshandelte Kind später selbst gewalttätig bzw. kriminell. Es scheint also eine genetische Veranlagung für kriminelles Verhalten zu geben. Wie man aus Studien an Affen bereits vermuten konnte (vgl. Zusammenfassung in [11]), sind Variationen in Hinblick auf Aggressivität mit Variationen im Bereich des Serotonin-Systems korreliert. Auch bei transgenen Mäusen mit einem eingebauten Fehler im Serotonin-System wurde ein erhöhtes Aggressionsniveau beschrieben, das sich nach Behebung des Defekts normalisierte.

Einer der deutlichsten Hinweise auf die Bedeutung des Serotonin-Systems für die Regulation der Aggressivität beim Menschen stammt aus der Untersuchung einer holländischen Familie mit nachgewiesenem Defekt der Monoaminooxidase A (MAO-A), einem Enzym, das unter anderem Serotonin abbaut. Das Gen für dieses Enzym ist auf dem X-Chromosom lokalisiert, sodass Männer von einem defekten Gen ganz betroffen sind, bei Frauen kann der Defekt vom 2. X-Chromosom ausgeglichen werden. Die Männer mit dem defekten Gen neigten sehr stark zu kriminellem Verhalten (1).

Es lag daher nahe, bei den mittlerweile erwachsenen 442 Männern der neuseeländischen Kohorte die Aktivität des MAO-A-Enzyms zu untersuchen. Hierbei stellte sich heraus, dass diejenigen Männer, bei denen eine hohe Aktivität der MAO-A gefunden wurde (63 % in der Gruppe), gegen die ungünstigen Auswirkungen von Misshandlungen in der Kindheit praktisch immun waren. Umgekehrt waren die Männer mit niedriger MAO-A-Aktivität (37 %) mit deutlich höherer Wahrscheinlichkeit kriminell, sofern sie in der Kindheit misshandelt worden waren. Hatten diese Menschen jedoch keine Misshandlung erfahren, waren sie mit einer sehr geringen Wahrscheinlichkeit kriminell (Abb. 1).

Nach einer Anmerkung der Autoren zeigte sich ein ähnlicher Effekt sogar bei den jungen Frauen der Gesamtgruppe. Wie bereits erwähnt, kann bei Frauen ein defektes X-chromosomales Gen durch ein Gen auf dem 2. X-Chromosom ausgeglichen werden. Daher ist der Anteil der Frauen mit niedriger MAO-A-Aktivität, d. h. mit 2 entsprechenden Genen, relativ klein (12 % in der Studie von Caspi et al.). Man fand bei genau diesen Frauen jedoch ein signifikant gehäuftes Auftreten von Verhaltensstörungen in der Adoleszenz, falls sie als Kind Misshandlungen ausgesetzt waren.

„Dies legt nahe, dass eine hohe MAO-A-Aktivität einen schützenden Effekt gegenüber den ungünstigen Auswirkungen von Misshandlung sowohl bei Mädchen als auch bei Jungen aufweist. Damit ergibt sich die Möglichkeit, dass weitere Studien zu X-chromosomal gebundenen Genotypen eine der am wenigsten verstandenen Tatsachen in Hinblick auf antisoziales Verhalten aufklären könnten, nämlich die geschlechtsabhängigen Unterschiede in der Häufigkeit." ([2], S. 853, Anm. 30, Übersetzung durch den Autor)

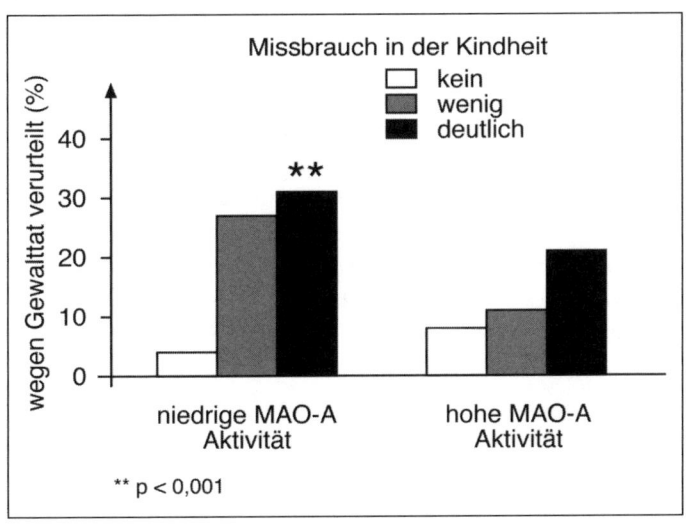

Abb. I Prozentualer Anteil der wegen einer Gewalttat verurteilten Männer aus der Gesamtgruppe in Abhängigkeit von Missbrauchserlebnissen in der Kindheit und der Aktivität der MAO-A. Eine niedrige MAO-A-Aktivität bewirkt eine stärkere Anfälligkeit für die ungünstigen Effekte von Missbrauch (nach [2], Abb. 2B).

Was folgt nun aus diesen Ergebnissen für den Umgang von Menschen miteinander? – Gar nichts, könnte man zunächst sagen, denn die Misshandlung von Kindern sollte in jedem Fall bekämpft bzw. vermieden werden. Das ist richtig, aber beim folgenden 2. Beispiel funktioniert dieses Argument nicht mehr.

An 847 Personen männlichen und weiblichen Geschlechts der oben erwähnten 26-jährigen Neuseeländer wurde eine weitere Studie durchgeführt, die sich auf das Serotonin-Transporter-Gen und das Auftreten von Depression bezog.

Menschen unterscheiden sich in Hinblick auf die Promotor-Region des Transporter-Gens (es trägt die Bezeichnung SLC6A4), d.h. darin, welche spezielle Form dieses Gens – welches Allel – jeweils vorliegt. Da wir je ein Allel von der Mutter und vom Vater geerbt haben, besitzt jeder Mensch 2 Allele. Liegt nun die Promotor-Region des Transporter-Gens in ihrer längeren Form vor (man spricht vom l-Allel), so wird das Gen des Transporters gut abgelesen. Liegt es dagegen in der kürzeren (short) Variante vor (s-Allel), wird das Transporter-Gen schlechter abgelesen, was zu weniger Transportern an den Serotonin-Neuronen führt. Seit einigen Jahren schon ist bekannt, dass diese Unterschiede in der Genetik bis auf die Ebene des Erlebens und Verhaltens durchschlagen: Menschen mit der kurzen Version des Gens, also dem s-Allel, neigen vergleichsweise stärker zu Angststörungen und affektiven Störungen wie insbesondere Depressionen (6, 10). Eine Bildgebungsstudie konnte sogar die unterschiedliche Aktivierung des Mandelkerns (der Angstreaktionen bekanntermaßen vermittelt; vgl. [12]) in Abhängigkeit von der Genetik des Serotonin-Transporters nachweisen (5).

Die 847 NeuseeländerInnen teilte man zunächst in 3 Gruppen ein: Menschen mit 2 Kopien des s-Allels (s/s-homozygot; n = 147; 17 %), Menschen mit 2 Kopien des l-Allels (l/l-homozygot; n = 265; 31 %), und Menschen mit je einer Kopie des s- und des l-Allels (s/l-heterozygot; n = 435; 51 %).

Jeder Teilnehmer der Studie wurde dann nach widrigen Lebensereignissen (stressful life events) im Zeitraum vom 21. bis 26. Lebensjahr befragt, also beispielsweise nach dem Verlust eines Angehörigen, Problemen in der Partnerbeziehung, in finanzieller Hinsicht oder am Arbeitsplatz. Um diese Daten mit der Genetik in einen Zusammenhang bringen zu können, bestimmten die Autoren schlicht die Anzahl der ungünstigen Lebensereignisse, die sich übrigens in den 3 Gruppen nicht signifikant unterschied. (Mit anderen Worten: Die Genetik des Serotonin-Transporters beeinflusste *nicht*, was den Menschen an Unbill im Leben widerfährt.) Ein knappes Drittel aller Teilnehmer (30 %) hatte über kein solches schweres Lebensereignis zu berichten, 25 % hatten eines erfahren, 20 % 2, 11 % 3 und bei 15 % waren 4 oder mehr solcher Ereignisse aufgetreten.

Zusätzlich wurde jeder Teilnehmer nach dem Vorhandensein depressiver Symptome im vergangenen Jahr (dem 26. Lebensjahr) befragt, die bei 17 % aller Teilnehmer in klinisch bedeutsamem Ausmaß vorlagen. Zusätzlich über Suizidversuche oder wiederkehrende Suizidgedanken berichteten 3 % der Teilnehmer (diese Werte sind mit den Ergebnissen anderer Studien durchaus vergleichbar).

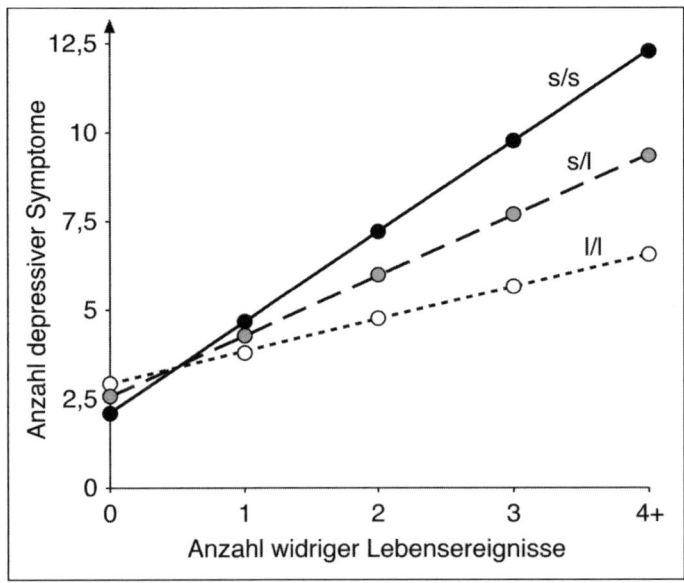

Abb. 2 Wechselwirkung von Anlage und Umwelt am Beispiel der Genetik des Serotonin-Transporters und widriger Lebensereignisse (nach [3], S. 388). Menschen mit der Veranlagung *s/s* reagieren auf Stress im Leben mit deutlich mehr depressiven Symptomen als Menschen mit der Veranlagung *s/l* oder *l/l*. Die Anzahl der Teilnehmer mit 0, 1, 2, 3 sowie 4 und mehr widrigen Lebensereignissen war bei den 146 *s/s*-homozygoten Teilnehmern (schwarze Punkte) 43, 37, 28, 15 und 23, bei den 435 *s/l*-heterozygoten (graue Punkte) 141, 101, 76, 49 und 68 sowie bei den 265 *l/l*-homozygoten (weiße Punkte) 79, 73, 57, 26 und 29.

Betrachtet man nun den Zusammenhang zwischen Genetik, Lebensereignissen und Depression, so zeigte sich Folgendes (Abb. 2): Das Auftreten depressiver Symptome bei zunehmender Zahl negativer Lebensereignisse hing von der genetischen Ausstattung des jeweiligen Menschen mit den verschiedenen Versionen des Serotonin-Transporter-Gens ab. Menschen, die nur das *l*-Allel aufweisen, also *l/l*-homozygot sind, werden auch bei viel Stress im Leben kaum depressiv, wohingegen Menschen mit einem *s*-Allel (*s/l*-heterozygot) oder gar 2 *s*-Allelen (*s/s*-homozygot) bei zunehmender Zahl widriger Lebensereignisse auch in zunehmendem Maße depressiv reagieren.

Es ließe sich nun einwenden, dass die genetische Ausstattung eines Menschen ihn vielleicht gar nicht depressiv macht, er aber ganz allgemein klagsamer oder einfach nur gesprächiger ist und mehr Symptome berichtet. Daher wurde jeweils auch ein naher Angehöriger nach depressiven Symptomen der Teilnehmer befragt und schilderte (bei 96 % Rücklaufquote der Fragebögen) praktisch das gleiche Bild. Weitere Analysen zeigten, dass widrige Lebensereignisse im Alter von 21 bis 26 Jahren bei den Personen mit einem oder 2 *s*-Allelen zu einer klinisch diagnosti-

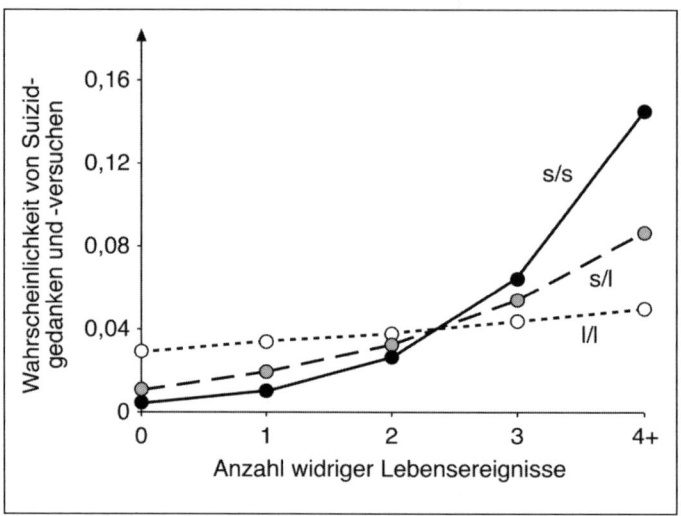

Abb. 3 Wahrscheinlichkeit von Suizidgedanken und -versuchen in Abhängigkeit von der Anzahl widriger Lebensereignisse und der Genetik des Serotonin-Transporters (nach [3], S. 388). Die Genetik allein hat keinen signifikanten Effekt, wohingegen die Lebensereignisse bereits für sich einen signifikanten ungünstigen Einfluss zeigen. Am wichtigsten ist jedoch erneut die Wechselwirkung zwischen genetischen Anlagen und Einflüssen der Umwelt. Die Anzahl der Teilnehmer in jeder Gruppe entspricht derjenigen in Abbildung 2.

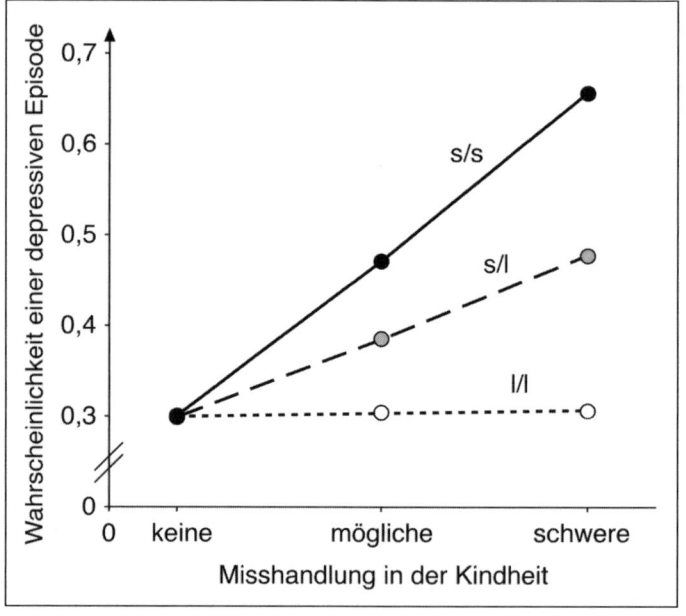

Abb. 4 Auswirkung der Misshandlung in der Kindheit (im Alter von 2 bis 11 Jahren) auf die Entwicklung einer Depression im Erwachsenenalter in Abhängigkeit von der genetischen Prädisposition (nach [3], S. 388). Menschen mit 2 l-Allelen nehmen keinen Schaden, wohl aber Menschen mit einem oder 2 s-Allelen.

zierten Depression führen und zu einer höheren Wahrscheinlichkeit von Suizidgedanken und -versuchen (Abb. 3).

Falls nun die Funktion des Serotonin-Systems darüber entscheidet, wie sich widrige Lebensereignisse auf den emotionalen Zustand eines Menschen auswirken,
dann könnten diese Effekte nicht nur das 3. Lebensjahrzehnt, sondern möglicherweise schon frühere Lebensabschnitte betreffen. Auch dies wurde untersucht; die
Daten zur Kindesmisshandlung der männlichen Teilnehmer lagen ja bereits vor
und mussten nur noch durch die Zahlen der weiblichen Teilnehmer ergänzt werden. Diese Daten zur Misshandlung im 1. Lebensjahrzehnt wurden mit der Genetik des Serotonin-Transporters in Beziehung gesetzt und zeigten wiederum eine
klare Wechselwirkung (Abb. 4): Nur bei Teilnehmern mit mindestens einem *s*-Al-
lel führte Misshandlung in der Kindheit zum vermehrten Auftreten einer Depression. Bei *l/l*-homozygoten Teilnehmern hingegen gab es keinen diesbezüglichen
Zusammenhang.

Die Autoren gingen natürlich auch der Frage nach, ob die Aktivität des Enzyms
MAO-A einen zusätzlichen Einfluss auf die Entwicklung einer depressiven Störung
im Erwachsenenalter hat, was jedoch nicht der Fall war.

Fasst man die Ergebnisse noch anders zusammen, ergibt sich ein klares Bild der
Wechselwirkung von Anlage und Umwelt bei der Verursachung einer Depression.
In Abbildung 5 ist die Häufigkeit einer klinisch manifesten depressiven Episode
im Alter von 26 Jahren in Abhängigkeit davon aufgetragen, ob mindestens ein *s*-
Allel vorliegt. Es wurden also die heterozygoten *(s/l)* und die homozygoten *(s/s)*
Träger des *s*-Allels zusammengefasst und mit den homozygoten Trägern des *l*-Al-
lels verglichen.

Es zeigt sich sehr deutlich, wie Menschen mit *l/l*-Allelen praktisch durch nichts
aus der Bahn geworfen werden: weder durch Misshandlung in der Kindheit noch
durch Stressoren im späteren Leben als Erwachsene. Diese Menschen scheinen sich
durch eine besondere Robustheit auszuzeichnen, es sind regelrechte Stehaufmännchen. Anders ergeht es den Menschen mit mindestens einem *s*-Allel: Sie sind ver-
letzlich, anfällig für die Widrigkeiten des Lebens.

Wie aus Abbildung 5 ersichtlich, ist die Wahrscheinlichkeit, mit 26 Jahren an
einer Depression zu leiden, wenn man 4 oder mehr widrige Lebensereignisse in den
5 Lebensjahren zuvor durchgemacht hat, bei der genetischen Ausstattung mit den
Serotonin-Transporter-Allelen *l/l* 17 %, bei der genetischen Ausstattung *s/l* oder *s/s*
hingegen 33 %. Da mehr als die Hälfte der Menschen kaukasischer Abstammung
mindestens 1 *s*-Allel aufweisen, macht dessen alleinige Bestimmung hinsichtlich
medizinischer Vorsorge wenig Sinn. Sollte man jedoch weitere Gene bzw. Allele finden, die sich als in der beschriebenen Weise belastend erweisen, sieht die Sache ganz
anders aus.

Dem geneigten Neurobiologen und Psychiater werden die dargestellten Wechselwirkungen Kopfzerbrechen bereiteten. Eigentlich hatte man doch gelernt (und
sieht es klinisch jeden Tag) dass Serotonin-Wiederaufnahmehemmer gegen De-

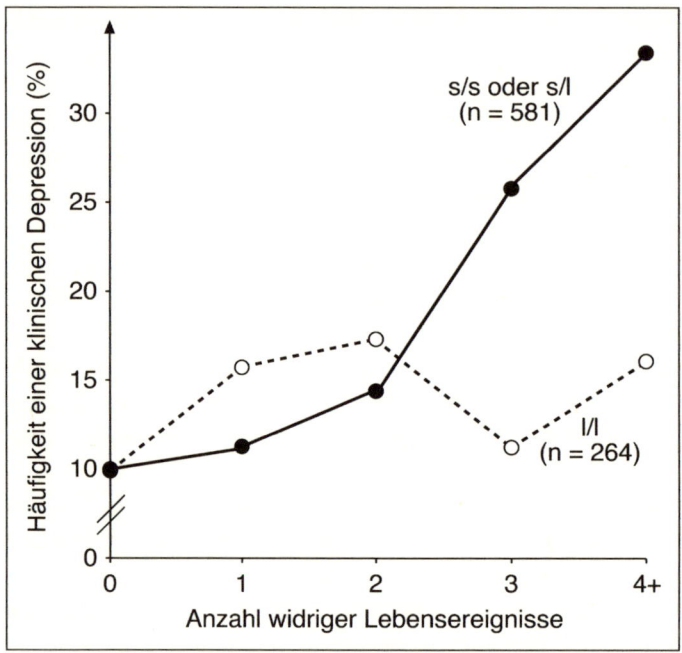

Abb. 5 Studienteilnehmer (%), die im 26. Lebensjahr an einer Depression erkrankt sind, in Abhängigkeit von der Anzahl widriger Lebensereignisse zwischen dem 21. und 26. Lebensjahr und der genetischen Belastung mit mindestens einem s-Allel des Serotonin-Transporter-Gens (nach [3], S. 389). Die Datenpunkte der s-Gruppe beziehen sich auf 184, 138, 104, 64 und 91 Teilnehmer bei 0, 1, 2, 3 sowie 4 und mehr widrigen Lebensereignissen. Die entsprechenden Zahlen für die l/l-Gruppe belaufen sich auf 79, 73, 57, 26 und 29.

pression wirken. Ist nun die Wiederaufnahme aufgrund genetischer Ursachen gestört, führt dies wiederum zu Depressionen. Die Frage drängt sich auf: Wie passt es zusammen, dass zuviel Serotonin einmal depressiv macht und ein andermal gegen Depression hilft? Je mehr man darüber nachdenkt, desto mehr gerät man in kognitive Dissonanz, um nicht zu sagen: in Stress!

Nun kennt die Psychopharmakologie einige Heuristiken (sprich: Ausreden) zur Erklärung von unpassenden Tatsachen: Präsynaptische Autorezeptoren, Effekte auf inhibitorische Interneurone oder reaktive Down-Regulation lassen sich immer heranziehen, gilt es zu erklären, warum gerade das Gegenteil von dem der Fall ist, was man erwartet hatte.

Glücklicherweise sind solche Überlegungen testbar (wodurch sie sich von entsprechenden Tricks in manchen Psychotherapietheorien positiv abheben).

Gross und Mitarbeiter (4) untersuchten die Funktion des Serotonin$_{1A}$-Rezeptors bei Knockout-Ratten und fanden dabei ganz unterschiedliche Effekte auf das Verhalten der Tiere in Abhängigkeit davon, zu welchem Zeitpunkt der Entwicklung die „genetische Läsion" vorhanden ist. Serotonin$_{1A}$-Rezeptor-Knockout-Ratten weisen vermehrt ängstliche Verhaltensweisen auf. Sorgt man jedoch mit einer gewebespezifischen Strategie für die Ausbildung des Serotonin$_{1A}$-Rezeptors im Hippocampus sowie Kortex dieser Tiere (nicht im Bereich der Raphe-Kerne), so legen diese Tiere kein erhöhtes ängstliches Verhalten an den Tag. Entscheidend ist jedoch für die Expression der Rezeptoren (d.h. für ein funktionsfähiges Serotonin-System) *in der Kindheit* der Tiere zu sorgen, damit es zu dieser Auswirkung kommt. Sind die Tiere erst einmal erwachsen, hat die Wiederherstellung der normalen Funktion des Serotonin-Systems nicht diesen Effekt auf das Angstverhalten.

Die Autoren kommentieren ihre sehr elegant angelegte Untersuchung wie folgt: „Die normale Rolle des Serotonin$_{1A}$-Rezeptors während der Entwicklung ist wahrscheinlich verschieden von der Funktion dieses Rezeptors bei seiner Aktivierung durch therapeutische Interventionen im Erwachsenenalter." ([4], S. 396)

Das eingangs erwähnte Vulnerabilitäts-Stress-Modell wurde anhand epidemiologischer Studien konzeptualisiert, wie sie beispielsweise für Zusammenhänge zwischen Stress, Verlust eines nahen Angehörigen sowie Bedrohung oder Erniedrigung einerseits und der Entwicklung einer Depression andererseits vorliegen (7–9). Dennoch war es nicht leicht, derartige Zusammenhänge im Einzelnen nachzuweisen. Mehr als 2 Jahrzehnte Life-event-Forschung (wie man diese Bemühungen auf Neudeutsch nennt) ergaben wenig konkrete Fakten. Den einen wirft ein vergleichsweise kleines Lebensereignis aus der Bahn, wohingegen der andere eher wie ein Stehaufmännchen durchs Leben geht, das auch durch mehrere schwerste Ereignisse nicht unterzukriegen ist. Wir beginnen nun zu verstehen, warum dies so ist und warum die Erforschung von Lebensereignissen nur dann vorankommen kann, wenn sie sich mit der Genetik zusammenschließt.

Abschließend sei bemerkt, dass diese Forschungsergebnisse – und wir sind erst am Anfang – sehr viele sehr grundlegende Fragen aufwerfen (vgl. [11], insbesondere Kapitel 14 und 15), über die wir *nachdenken* müssen. Es wird Zeit, dass wir uns – trotz DRGs, Punktwerteverfall, Arbeitszeitgesetz, Psych-PV-Umsetzung, Gesundheitsreform und wirtschaftlicher Talfahrt – auf unser Kerngeschäft besinnen, nämlich die Conditio humana und den daraus abzuleitenden Konsequenzen für die Prophylaxe und Therapie psychischer Erkrankungen.

Literatur

1. Brunner HG, Nelen M, Breakefield XO, Ropers HH, van Oost BA X. Abnormal behavior associated with a point mutation in the structural gene for monoamine oxidase A. Science 1993; 262: 578–80.
2. Caspi A, McClay J, Moffitt TE, Mill J, Martin J, Craig IW, Taylor A, Poulton R. Role of genotype in the cycle of violence in maltreated children. Science 2002; 297: 851–4.
3. Caspi A, Sugden K, Moffitt TE, Taylor A, Craig IW, Harrington H, McClay J, Mill J,

Martin J, Braithwaite A et al. Influence of life stress on depression: moderation by a polymorphism in the 5-HT gene. Science 2003; 301: 386–9.

4. Gross C, Zhuang X, Tark K, Oosting R, Kirby L, Santarelli L, Beck S, Hen R. Serotonin$_{1A}$ receptor acts during development to establish normal anxiety-like behaviour in the adult. Nature 2002; 416: 396–400.

5. Hariri AR, Mattay VS, Tessitore A, Kolachana B, Fera F, Goldman D, Egan MF, Weinberger DR. Serotonin transporter genetic variation and the response of the human amygdala. Science 2002; 297: 400–3.

6. Katsuragi S, Kunugi H, Sano A, Tsutsumi T, Isogawa K, Nanko S, Akiyoshi J. Association between serotonin transporter gene polymorphism and anxiety-related traits. Biol Psychiatry 1999; 45: 368–70.

7. Kendler KS. Genetic epidemiology in psychiatry. Taking both genes and environment seriously. Arch Gen Psychiatry 1995; 52: 895–9.

8. Kendler KS, Gardner CO, Prescott CA. Clinical characteristics of major depression that predict risk of depression in relatives. Arch Gen Psychiatry 1999; 56: 322–7.

9. Kendler KS, Karkowski LM, Prescott CA. Causal relationship between stressful life events and the onset of major depression. Am J Psychiatry 1999; 156: 837–41.

10. Lesch KP, Bengel D, Heils A, Sabol SZ, Greenberg BD, Petri S, Benjamin J, Muller CR, Hamer DH, Murphy DL. Association of anxiety-related traits with a polymorphism in the serotonin transporter gene regulatory region. Science 1996; 274: 1527–31.

11. Spitzer M. Selbstbestimmen. Gehirnforschung und die Frage: Was sollen wir tun? Heidelberg: Spektrum Akademischer Verlag 2003.

12. Spitzer M. Der Mandelkern und die metakognitive Kernkompetenz. Gehirnforschung für die Schule. Nervenheilkunde 2003; 22: 216–9.

Konsolidierung und Rekonsolidierung

Warum Zeugen unter Amnesie leiden sollten

Um es gleich vorweg zu nehmen: Im Folgenden ist weder von den Staatsfinanzen noch von den monetären Problemen unseres Gesundheitssystems die Rede. Es geht vielmehr um 2 Sachverhalte aus der Gedächtnisforschung, die seit den empirischen Untersuchungen des ersten modernen Gedächtnisforschers Herman Ebbinghaus (Abb. 1) ebenso bekannt geworden wie rätselhaft geblieben sind (3).

Lernen wir etwas, so weisen die neuen Gedächtnisinhalte zunächst eine recht labile Existenz auf. Sie sind noch nicht richtig fest verankert und können durch unterschiedliche Vorgänge wieder ausgelöscht werden. Ein epileptischer Anfall nach dem Lernen, ein psychologischer Schock, schlechter Schlaf (11, 12) oder auch nur die Beschäftigung mit etwas anderem führt dazu, dass das Gelernte nicht „hängen bleibt", wie es umgangssprachlich gerne heißt. Man bezeichnet das zunächst rein beschreibend gemeinte Phänomen der Verankerung von Gedächtnisinhalten nach dem Lernen mit dem Begriff der *Konsolidierung* (10).

Mehr als 100 Jahre später hat der Begriff nicht nur eine, sondern gleich 2 – keineswegs unabhängig voneinander zu betrachtende – zusätzliche neurowissenschaft-

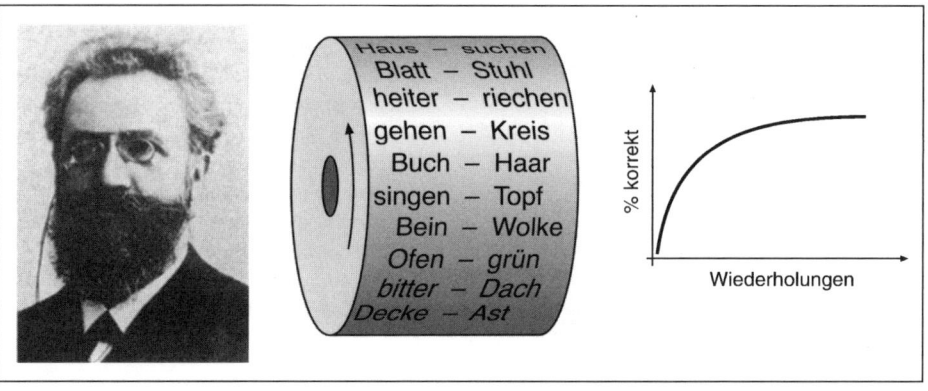

Abb. I   Die Lerntrommel (Mitte) von Ebbinghaus (links): Gelernt werden nicht zusammenhängende Wortpaare; bei jedem Durchgang wird festgestellt, wie viele der Wortpaare bereits gemerkt wurden. So lassen sich Lernkurven (rechts) aufzeichnen, die die Lerngeschwindigkeit angeben. Diese Kurven haben eine bestimmte Form, die seit über 100 Jahren durch die bahnbrechenden Untersuchungen des deutschen Psychologen Ebbinghaus bekannt ist. Seitdem weiß man auch, dass ältere Menschen langsamer lernen, jüngere schneller und dass sich der Zustand des Menschen, dessen Motivation und andere Persönlichkeitsvariablen auf den Lernvorgang auswirken (13).

liche Bedeutungen bekommen. Zum einen ist von Konsolidierung auf zellulärer bzw. *synaptischer Ebene* die Rede, und meint damit die biochemischen Prozesse, die zu einer langfristigen Änderung der Stärke von Synapsen führen. Kurzfristig können synaptische Verbindungen durch die Mechanismen der Phosphorylierung und Dephosphorylierung von Proteinen verstärkt werden. Damit das Gelernte jedoch lange im Gedächtnis haften bleibt, müssen sich Synapsen langfristig ändern, wofür die Synthese neuer Struktur- und Funktionsproteine notwendig ist (Abb. 2).

Entsprechend konnte auf dieser Ebene der Betrachtung gezeigt werden, dass Hemmstoffe der Proteinsynthese, wie beispielsweise lokal in den Hippocampus infundiertes Anisomycin, die Konsolidierung neu gelernter Gedächtnisinhalte verhindern. In Hinblick auf die langfristigen Vorgänge ist bekannt, dass Synapsen, an denen biochemische Veränderungen stattgefunden haben, durch diese auch markiert werden. Dies stellt sicher, dass genau an diesen Synapsen auch strukturelle Veränderungen stattfinden können. Zudem legen die Ergebnisse von Studien an mRNA-knock-out-Mäusen nahe, dass auch lokale Translation, d. h. im Dendriten ablaufende Proteinsynthesevorgänge, an der Verfestigung einzelner spezifischer synaptischer Verbindungen beteiligt ist (6).

Auf der *Systemebene* entspricht der Vorgang der Konsolidierung der folgenden Beobachtung: Das Lernen von neuen Informationen deklarativer Art (d. h. *dass* etwas so und so ist) ist zunächst abhängig von der Intaktheit des Hippocampus. Fehlt dieser beidseits, können keine neuen Inhalte gelernt werden, ist das deklarative Gedächtnis also massiv beeinträchtigt. Nach einiger Zeit jedoch erweisen sich die neu

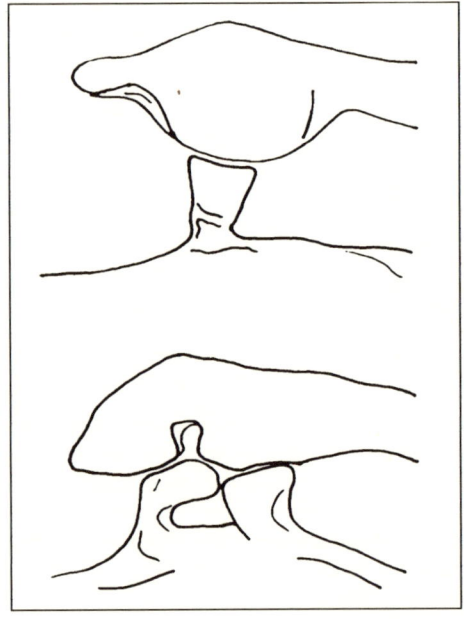

Abb. 2 Synapsen ändern erfahrungs- bzw. lernabhängig nicht nur ihre Biochemie, sondern auch ihre Struktur, wie hier unten im Bild zu sehen ist: Bei dieser Synapse hat sich lernbedingt die Verbindung durch das Wachstum eines dendritischen Dorns verstärkt. Es ist unschwer zu erkennen, dass das gleiche Aktionspotenzial an dieser Synapse durch die größere Kontaktfläche zwischen präsynaptischem Terminal (jeweils oben) und postsynaptischem Dendritendorn (jeweils unten) zu einer stärkeren postsynaptischen Aktivierung führt (nach 15).

erlernten Inhalte als unabhängig vom Hippocampus: Im Tierversuch sind sie auch noch vorhanden, wenn (einige Zeit nach dem Lernen) der Hippocampus zerstört wird. Nach dem heutigen Wissensstand kann dies der Fall sein, da die Inhalte in der Zwischenzeit in der Großhirnrinde gespeichert wurden und daher gegenüber Schäden des Hippocampus nicht mehr sensibel sind (14).

McClelland und Mitarbeiter (4) haben ein Netzwerkmodell des Hippocampus und Kortex vorgelegt, das verdeutlicht, wie gerade durch die unterschiedlichen Kapazitäten und Zeitkonstanten zweier Systeme beim Lernen (der Hippocampus lernt schnell, hat aber keine große Kapazität; der Kortex lernt langsam, hat jedoch eine sehr große Kapazität) das Optimum beim Speichern verschiedenartigster Informationen erreicht werden kann. Unterschiedliche Spezies brauchen zur Konsolidierung verschieden viel Zeit. Man untersucht dies, indem man den Hippocampus nach dem Lernen zu einem bestimmten Zeitpunkt zerstört und die Auswirkungen auf das langfristige Behalten untersucht. Bei Mäusen scheint die Konsolidierung nach 1 bis 2 Wochen abgeschlossen zu sein, bei Ratten innerhalb von 4 bis 6 Wochen. Und Hinweise aus klinischen Studien lassen vermuten, dass beim Menschen Monate bis Jahre vergehen können, bis ein neu gelernter Inhalt vollständig konsolidiert ist (Abb. 3).

Der Sachverhalt der *Rekonsolidierung* ist noch nicht so lange bekannt wie jener der Konsolidierung. Ihm liegen die in den 60er-Jahren erstmals gemachten Beobachtungen zugrunde, dass die Reaktivierung eines bereits konsolidierten Gedächtnisinhalts zu seiner erneuten Labilisierung führt. Er kann (wie bei der Konsolidierung auch) durch Manipulationen am Gedächtnissystem nach dem Erinnerungsvorgang zum Verschwinden gebracht werden (7). So konnten Nader et al. (9) nachweisen, dass ein reaktivierter Angstinhalt durch nachfolgende Infusion von Anisomycin in den Mandelkern praktisch gelöscht werden kann. Offensichtlich bewirkte seine Aktivierung die *erneute* Konsolidierung (d. h. Rekonsolidierung). Auch hierfür werden in biochemischer Hinsicht die oben bereits beschriebenen Proteinsyntheseprozesse im Mandelkern verantwortlich gemacht.

Abb. 3 Zeitverläufe der Konsolidierung bei Maus, Ratte und Mensch. Dargestellt ist, wie viel neu gelernte Information hängen bleibt, in Abhängigkeit vom Zeitpunkt der Schädigung des Hippocampus nach dem Lernen. Die stark schematisierten Kurven zeigen, dass die Konsolidierung bei Mäusen innerhalb von Tagen, bei Ratten innerhalb von Wochen und beim Menschen innerhalb von Monaten (bis vielleicht Jahren) abgeschlossen ist.

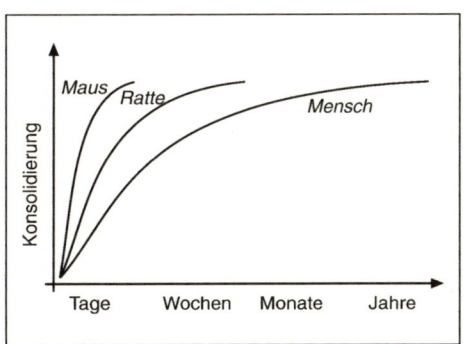

Da es also Hinweise auf die Rekonsolidierung auf zellulärer Ebene gibt, liegt die Frage nahe, ob sich dieser Vorgang auch auf der Systemebene nachweisen lässt, ob es nach erfolgtem Wiedererinnern zu Rekonsolidierungsprozessen im Hippocampus kommt (8). Debiec und Mitarbeiter (2) gingen dieser Frage durch ein Kontext-Lern-Paradigma im Tierexperiment an Ratten nach. Sie konnten zunächst zeigen wie Anisomycin auch im Hippocampus dazu führt, dass der bereits gelernte und reaktivierte Kontext zukünftiges Verhalten weniger beeinflusst. Das Wiedererinnern eines hippocampal gespeicherten Inhaltes führt also zu dessen Labilisierung. War der Inhalt zuvor jedoch nicht reaktiviert worden, hatte Anisomycin im Hippocampus keinen Effekt. Die Rekonsolidierung im Hippocampus kann damit experimentell blockiert werden. Kontrollexperimente zeigten, dass der Effekt tatsächlich auf den Hippocampus beschränkt ist und nicht durch Diffusion des Anisomycins in andere Strukturen (wie beispielsweise den Mandelkern) verursacht wird.

Interessant sind weitere Untersuchungen zum zeitlichen Verlauf der Labilisierung. Wissenschaftler konnten belegen, dass diese für etwa 2 Tage nachweisbar ist, später dagegen nicht mehr, d. h. eine Blockierung der Rekonsolidierung hat bis zu 2 Tagen nach der Reaktivierung der Erinnerung noch einen Effekt.

Einem weiteren Experiment zufolge führt sogar ein drittes Wiedererinnern zu einer dritten Labilisierung der Gedächtnisinhalte (ebenfalls etwa über 2 Tage). Die Annahme, Wiedererinnern führe prinzipiell zu einer „Aufweichung" fixierter Gedächtnisstrukturen für einen gewissen Zeitraum, scheint somit begründet.

Die Daten zur Rekonsolidierung haben weitreichende Konsequenzen auch für uns Menschen – unter der Annahme, dass sie auch für uns zutreffen (und dagegen gibt es zunächst kein Argument): Je öfter sich ein Zeuge an einen Sachverhalt erinnern muss, umso geringer sollte die Zuverlässigkeit der Aussage ausfallen. Dieser Sachverhalt ist von ehemaligen Konzentrationslagerhäftlingen bekannt: Wer sich über einen Zeitraum von 50 Jahren nicht daran erinnert hat, der weiß noch genau, wie alles war. Wer jedoch – beispielsweise in einer Gruppe Betroffener – die Dinge immer wieder besprochen (d. h. reaktiviert) hat, der hat sie damit auch labilisiert und für „Deformationsprozesse" zugänglich gemacht. So kann man erklären, wie es zu teilweise widersprüchlichen Aussagen über erinnerte Sachverhalte kommen kann. Unsere Neigung, eine Arbeit (beispielsweise eine wissenschaftliche Publikation) nach ihrer Fertigstellung erst einmal für eine Weile nicht mehr anzurühren und am liebsten nicht daran zu denken, mag ebenfalls Ausdruck unseres impliziten Wissens um die damit verbundene (unerwünschte erneute) Labilisierung der Inhalte sein. Und so mancher Mensch mag sich gar nicht mit anderen Interpretationen bekannter Daten auseinandersetzen, da dies seine fixe Sicht der Dinge labilisiert. Ob dies der neurobiologische Grund dafür ist, dass die Debatten im Bundestag immer inhaltsleerer werden?

Noch eine Kleinigkeit: Wenn das Wiederhervorholen von Erinnerungen zu deren Labilisierung führt und wenn dieser Mechanismus hippocampal vermittelt ist, dann sollten Patienten mit Läsionen des Hippocampus *gerade wegen ihrer Amnesie* die besten Zeugen sein – zumindest für Ereignisse *vor* dem Zeitpunkt der Läsion. Hierfür spricht der wohl berühmteste Patient mit einer Läsion in diesem Bereich, H. M., der bei einem Erkennungstest für Gesichter aus 2 Jahrzehnten vor seiner Operation (den 20er- und 30er-Jahren) einen Trend (p < 0,1) zum besseren Abschneiden gegenüber gesunden Kontrollprobanden aufwies (1). Ein Hippocampus, der die einmal kortikal gespeicherten Erinnerungen labilisieren oder gar löschen könnte, war bei H. M. ja nicht mehr vorhanden.

Literatur

1. Corkin S. What's new with the amnesic patient H.M.? Nat Rev Neurosci 2002; 3: 153–60.
2. Debiec J, LeDoux JE, Nader K. Cellular and systems reconsolidation in the hippocampus. Neuron 2002; 36: 527–38.
3. Ebbinghaus M. Über das Gedächtnis. Leipzig: K. Bühler 1885.
4. McClelland JL, McNaughton BL, O'Reilly RC. Why there are complementary learning systems in the hippocampus and neocortex: Insights from the successes and failures of connectionist models of learning and memory. Psychologic Rev 1995; 102: 419–57.
5. Milekic MH, Alberini CM. Temporally graded requirement for protein synthesis following memory reactivation. Neuron 2002; 36: 521–5.
6. Miller S, Yasuda M, Coats J, Jones Y, Martone ME, Mayford M. Disruption of dendritic translation of CaMKIIalpha impairs stabilization of synaptic plasticity and memory consolidation. Neuron 2002; 36: 507–19.
7. Misanin JR, Miller RR, Lewis DJ. Retrograde amnesia produced by electroconvulsive shock after reactivation of a consolidated memory. Science 1968; 160: 554–5.
8. Myers KM, Davis M. Systems-level reconsolidation: Reengagement of the hippocampus with memory reactivation. Neuron 2002; 36: 340–3.
9. Nader K, Schafe GE, LeDoux JE. Fear memories require protein synthesis in the amygdala for reconsolidation after retrieval. Nature 2000; 406: 722–6.
10. Lechner HA, Squire LR, Byrne JH. 100 years of consolidation – Remembering Müller and Pilzecker. Learning & Memory 1999; 6: 77–87.
11. Spitzer M. Lernen im Schlaf: Offline-Reprocessing von Gelerntem. Nervenheilkunde 2001; 20: 59–61.
12. Spitzer M. Was Ratten träumen – Tierexperimentelle Befunde zur Neurobiologie der Tagesreste. Nervenheilkunde 2001; 20: 359–61.
13. Spitzer M. Lernen. Gehirnforschung und die Schule des Lebens. Heidelberg: Spektrum Akademischer Verlag 2002.
14. Squire LR, Alvarez P. Retrograde amnesia and memory consolidation: a neurobiological perspective. Curr Opin Neurobiol 1995; 5: 169–77.
15. Toni M, Buchs P-A, Nikonenko I, Bron CR, Muller D. LTP promotes formation of multiple spine synapses between a single axon terminal and a dendrite. Nature 1999; 402: 421–5.

Antidepressiva und Neuronenwachstum

Vor 20 Jahren hatte man es als Psychiater nicht leicht. In der Gesellschaft herrschte das Bild vom Horror-Doktor, der die „chemische Keule" schwingt, und man selbst hatte bei der Gabe von Medikamenten ein schlechtes Gewissen: Sie bereiteten nun einmal Nebenwirkungen, und wer möchte die schon? Auch bei den Antidepressiva war dies der Fall: Sie machten müde und benommen, verursachten verschwommenes Sehen, einen trockenen Mund und manch anderes Ungemach, das man seinen Patienten gerne erspart hätte. Aber sie wirkten auch, und deswegen wurden sie verordnet.

Dann folgten modernere Medikamente mit weniger Nebenwirkungen – nach der Psych-PV (Psychiatrie-Personalverordnung mit den positiven Folgen für die Besetzung der Stationen) wahrscheinlich der größte Segen in unserem Fach. Aber das Image der Medikamente als chemische Keule blieb: Sie war nur etwas weicher geworden. Wer seinen Patienten „wirklich" helfen wollte, der musste ihre Probleme lösen und sich mit ihnen auf eine langwierige Psychotherapie einlassen (die Kurztherapien kamen erst später auf). Während der Psychiater also nur chemisch und oberflächlich an den Symptomen herumkurierte, behandelte der andere sprechenderweise in der Tiefe der Psyche. All das hat sich mit dem Erscheinen einer Arbeit (4) im Sommer 2003 in *Science*, die sicherlich zu den psychiatrisch wichtigsten Arbeiten dieses Jahres gehört, deutlich geändert.

Bekanntermaßen stellt eine Depression für die Patienten erheblichen Stress dar, mit in etwa 60 % der Fälle entsprechenden Veränderungen der Stresshormonkonzentrationen im Blut. Dies wiederum gefährdet die Neuronen im Hippocampus, sodass es dort zu Zell- und Funktionsverlust kommt. Die psychologischen Auswirkungen davon sind eine noch höhere Anfälligkeit gegenüber Stressoren (5) und damit eine größere Vulnerabilität gegenüber einer erneuten Phase.

Noch vor wenigen Jahren stand man dieser Tatsache recht hilflos gegenüber: Neuronen können sterben, jedoch nicht nachwachsen – so lautete die allgemeine Lehrmeinung in der Neurobiologie. Dies änderte sich jedoch mit der Erkenntnis, dass im Hippocampus Neuronen nachwachsen können: bei Mäusen, sofern sie sich in einem interessanten Käfig befinden (2), und auch beim Menschen (1), mit der Konsequenz, dass Neues gelernt werden kann (6). Zudem war bekannt, dass Serotonin-Wiederaufnahmehemmer das Neuronenwachstum im Hippocampus fördern können (3). Unwissen herrschte jedoch noch, ob es sich hierbei um einen zufälligen Befund handelte oder um einen Effekt, der mit der therapeutischen Wirkung in Zusammenhang steht.

Um dies herauszufinden, verwendeten Santarelli und Mitarbeiter den so genannten novelty-suppressed feeding test (NSF) an: Mäuse mögen kein helles Licht.

Wenn sie sich in einer dunkleren Ecke des Käfigs befinden und in einen hell erleuchteten Bereich laufen müssen, um sich Futter zu holen, brauchen sie hierfür einige Zeit. Die Länge dieser Zeitdauer ist ein Maß für die Angst bzw. die Überwindung der Angst. Das Interessante an diesem Test ist, dass er auf Antidepressiva anspricht, und zwar – wie deren klinische Wirksamkeit auch – mit einer Latenz von 2 bis 3 Wochen. Entsprechend zeigen Mäuse in diesem Test nach 5 Tagen oraler Behandlung mit Imipramin oder Fluoxetin kein verändertes Verhalten. Nach 28 Tagen Vorbehandlung hingegen kommt es zu einer deutlichen Abnahme der Latenz des Futterholens aus dem hellen Bereich. Interessanterweise hat Haloperidol in diesem Test keinen Effekt, was als Hinweis auf die Spezifität des Tests für das serotonerge System gewertet werden kann (– würden die Mäuse einfach nur angstfreier oder „wurstiger", sollte auch Haloperidol einen Effekt haben). Zudem konnte ein Effekt von Fluoxetin auf die Zahl der Zellen im Hippocampus nachgewiesen werden: Sie steigt um etwa 60 %. Weitere Experimente konnten zeigen, dass der Effekt von Antidepressiva auf das Neuronenwachstum im Hippocampus bei Fluoxetin über $5\text{-}HT_{1A}$-Rezeptoren vermittelt ist, bei Imipramin und Desipramin jedoch nicht. Bestrahlte man in zusätzlichen Untersuchungen den Hipocampus, so kam es nicht zum Neuronenwachstum. Parallel dazu blieb die antidepressive Wirkung im NSF-Test aus, was als Hinweis darauf gesehen werden kann, dass der antidepressive Effekt von Fluoxetin (im NSF-Test und in einem weiteren Test) tatsächlich kausal über das Neuronenwachstum vermittelt ist.

Damit haben die Autoren nachgewiesen, dass Antidepressiva (zum einen über das Serotonin-System und zum zweiten über einen anderen, wahrscheinlich noradrenerg vermittelten zusätzlichen Mechanismus) das Wachstum von Neuronen im Hippocampus fördern und dass dieser Effekt für die klinische Wirksamkeit entscheidend ist. Man kann daher skeptische depressive Patienten, die jegliche „Chemie" im Behandlungsplan ablehnen, durchaus dahingehend aufklären, dass dieses Medikament den stressbedingten Neuronenverlust im Hippocampus durch Anregung des Zellwachstums genau an dieser Stelle wieder ausgleicht. Die Einnahme eines solchen Medikaments schlägt selbst die psychotherapieerfahrene, verbal sehr intelligente 40-jährige Lehrerin nicht aus, die eigentlich nur einen Gesprächspartner für ihre Probleme haben wollte und selbstverständlich trotz Vorhandensein aller Symptome den Gedanken, depressiv zu sein, strikt ablehnt. Wie schön, dass wir heute keine chemischen Keulen mehr haben, sondern Mittel fürs Neuronenwachstum.

Literatur

1. Eriksson PS et al. Nature Medicine 1998; 4: 1313.
2. Kempermann G et al. Nature 1997; 386: 493–5.
3. Malberg JE et al. J Neurosci 2000; 20: 9104–10.
4. Santarelli L et al. Science 2003; 301: 805–9.

5. Sapolsky R. Stress, the aging brain and the mechanisms of neuron death. Cambridge, MA: MIT Press 1992.
6. Shors TJ et al. Nature 2001; 410: 372–6.

Sperma

Von kleinen Menschen zu Immunkompetenz, Stimmungsaufhellung und clever navigierenden Schwimmern

Dass nicht nur Blut ein ganz besonderer Saft ist, wurde spätestens mit der Erfindung des Mikroskops sichtbar: Was mit bloßem Auge wie eine milchige Flüssigkeit aussieht, entpuppte sich als quicklebendiges Getümmel von Millionen kleiner kaulquappenähnlicher Lebewesen. Und sah der Wissensdurstige ganz genau hin, dann konnte er sogar ahnen, dass es sich schon um ganz kleine Menschen handeln musste (Abb. 1) – Vor 300 Jahren herrschte die gängige Meinung, dass der junge Mensch ganz vom Papa stammt; Mama liefert Nährstoffe und die nötige warme Umgebung.

Wie heute allgemein bekannt ist, enthält Sperma keine kleinen Männchen und Weibchen, sondern haploide Zellen und etwas Flüssigkeit, in der sie zur Eizelle schwimmen und diese befruchten können. Nichts sonst, so könnte man meinen, und nichts Besonderes allemal. Die wissenschaftlichen Erkenntnisse der vergangenen Jahre haben jedoch gezeigt, dass diese prosaische Sicht dem „Besten vom Mann" – wie Sperma in anderen literarischen Genres zuweilen genannt wird – Unrecht tut. Sperma birgt so manche Überraschung.

Zunächst einmal enthält Sperma Prostaglandine, Stoffe aus einer Drüse (glans), die Prostata heißt. Die Eigenschaften dieser Stoffe waren in den vergangenen 2 Jahrzehnten Gegenstand intensiver pharmakologischer Forschung. Aspirin und andere ähnlich wirkende Stoffe entfalten ihre Wirkungen über die Beeinflussung von Prostaglandinen, diese sind aber nicht nur an Entzündungen und Schmerzen beteiligt. Hebammen wissen seit Jahrhunderten, dass Sperma (und die mit seiner Applikation verbundene Aktivität) die Einleitung einer Geburt herbeiführen kann. Heute gehören Prostaglandinzäpfchen zur Routine in der Geburtshilfe.

Aber Sperma kann noch mehr als Geburten einleiten. Seit langem ist bekannt, dass Gestosen (Eklampsie und Präeklampsie) bei Erstgebärenden häufiger sind als bei Mehrgebärenden (5, 19). Diese spezifischen Erkrankungen der Schwangerschaft, die mit Erbrechen, hohem Blutdruck und Krampfanfällen einhergehen und bis zum Tod von Mutter und Kind führen können, führt man seit den 80er-Jahren auf das Immunsystem der Mutter zurück, das den Embryo als fremd erkennt und ihn abzustoßen versucht (2, 15, 28). Hatte sich das Immunsystem bei einer Mehrgebärenden an das embryonale fremde Eiweiß, d. h. letztlich an die vom Partner (Vater) stammenden Antigene „gewöhnt"?

Seit einiger Zeit liegen Indizien für die Hypothese vor, Gestosen seien mit der Immunkompatibilität der Partner in Verbindung zu bringen, d. h. damit, ob die

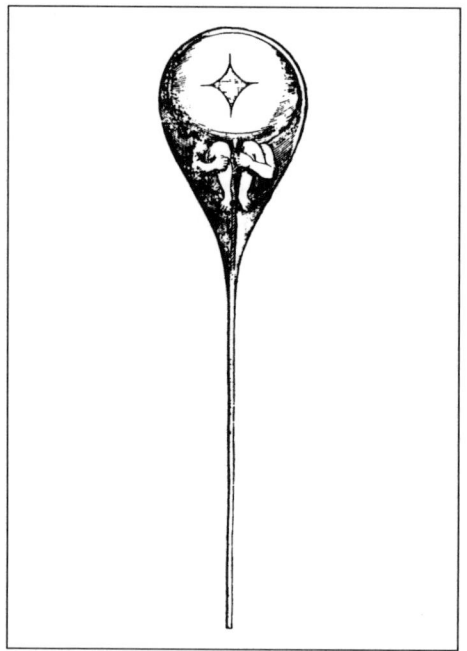

Abb. 1 Ein Spermium, wie es sich vor etwa 300 Jahren dem „kundigen" Betrachter im Mikroskop darstellte (aus [10]): Er sah den bereits voll ausgebildeten Embryo im Kopf des Spermatozoons. Ähnlich wie 200 Jahre später der amerikanische Astronom Lowell die Kanäle auf dem Mars im Fernrohr sah und im Jahr 1908 kommentierte, dass man nur schon genau wissen müsse, was da zu sehen sei, und dann sähe man es auch …

Partner immunologisch zusammenpassen oder nicht (7). So hatten Forscher immer wieder beobachtet, dass bei manchen Frauen eine Gestose in jeder Schwangerschaft auftrat, jedoch nicht mehr, nachdem die Frau den Partner gewechselt hatte – der erste Partner war immunologisch inkompatibel, der zweite kompatibel. Umgekehrt verschwindet bei Mehrgebärenden der protektive Effekt vorangegangener Schwangerschaften nach einem Partnerwechsel: Das Risiko einer Gestose bei der ersten Schwangerschaft mit einem neuen Partner ist ebenso hoch wie bei der insgesamt ersten Schwangerschaft (8, 23, 30). Auch dies deutet darauf hin, dass spezifische Unverträglichkeiten zwischen den Immunsystemen der Partner die Gestose verursachen.

Ein weiteres Indiz für die Hypothese, Sperma könne zu Gewöhnungseffekten beim Immunsystem der Mutter führen, lieferten Beobachtungen bei Schwangerschaften nach künstlicher Befruchtung (20, 25, 26). Der Kontakt der werdenden Mutter mit dem Sperma des Ehemanns um den Zeitraum der künstlichen Befruchtung herum führt zu höheren Erfolgsaussichten und zu geringeren Komplikationen während der Schwangerschaft (6, 18, 29).

Die Bedeutung immunologischer Faktoren für die Prozesse, von der Nidation bis zur erfolgreich beendeten Schwangerschaft, unterstreicht weiterhin die klinische Beobachtung, dass Probleme in diesem Bereich bei bestimmten Paaren gehäuft auftreten. Das Muster ist immer wieder das Gleiche: Zunächst haben die Patientinnen Probleme schwanger zu werden; dann haben sie Fehlgeburten, und wenn sie mehrere davon hinter sich haben und endlich eine Schwangerschaft geglückt ist, entwickeln sie eine Gestose. Ist auch dies überstanden, kommt es nicht selten zu Ablösungen der Plazenta und zu Totgeburten gegen Ende der Schwangerschaft.

Das Auftreten der beschriebenen Probleme hängt nicht nur von vorherigen Schwangerschaften, sondern auch von der Dauer der vorangegangenen intimen Beziehung ab: Je länger diese bereits andauerte, desto größer ist die Chance auf eine erfolgreiche Schwangerschaft und desto geringer die Häufigkeit von Gestosen. Bei genauerer Betrachtung entpuppte sich dies nicht als ein psychologischer, sondern als ein immunologischer Effekt: Ohne auf Details der Erhebung und Auswertung der untersuchten Variablen genauer einzugehen (s. Literatur), kamen epidemiologische Untersuchungen zu dem Ergebnis, dass repetitiver vorausgehender Kontakt weiblicher Schleimhäute mit dem Sperma des Partners im Rahmen einer ganz normalen sexuellen Partnerschaft Gestosen weitgehend verhindern kann (16, 21). Der Effekt ist wahrscheinlich auf lösliche Anteile des HLA-Systems zurückzuführen, also auf die Gewebsverträglichkeitsproteine desjenigen Systems, das auch bei Organtransplantationen eine wichtige Rolle spielt.

Der Ort des Kontakts von männlichem Samen und weiblicher Schleimhaut muss dabei keineswegs die Vagina sein. Immunologische Toleranzentwicklung findet insbesondere nach oralem Kontakt mit fremden Antigenen statt (3, 27). Wir entwickeln normalerweise gegenüber den Eiweißen (Antigenen) in der Nahrung keine Allergie und Mädchen mit Zahnspangen aus nickelhaltigem Material entwickeln mit einer geringeren Wahrscheinlichkeit eine Nickelallergie auf nickelhaltigen Schmuck.

Abb. 2 Häufigkeit von Oralverkehr ohne (weiße Säulen) und mit Schlucken des Ejakulats (schwarze Säulen) bei erstmals schwangeren Frauen mit (n = 41) und ohne (n = 44) Präeklampsie (Daten aus [17]). Die Unterschiede sind mit p = 0,0003 (weiße Säulen) bzw. p = 0,003 (schwarze Säulen) statistisch hoch signifikant.

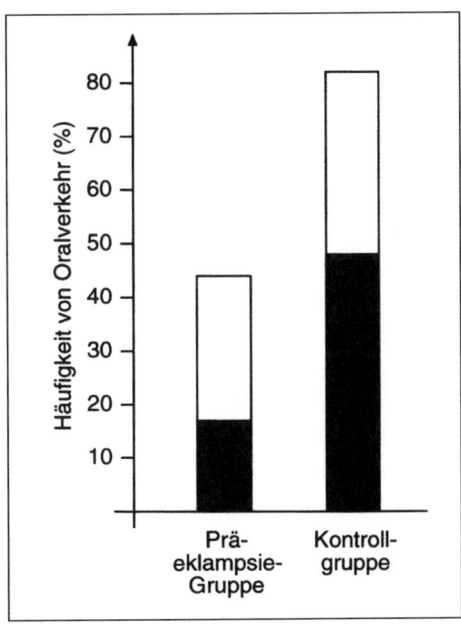

So konnte es nicht ausbleiben, dass eine niederländische Arbeitsgruppe 2 und 2 zusammenzählte und die Überlegungen um einen – wie ein britisches Journal kühl kommentierte – „eyebrow-raising step" weiterverfolgte (11). Koelman und Mitarbeiter (17) befragten 41 erstmals schwangere Frauen mit Präeklampsie (Proteinurie) und 44 entsprechende Kontrollen in Hinblick auf oralen Geschlechtsverkehr (intraorale Ejakulation ohne bzw. mit Schlucken des Ejakulats) mit ihrem Partner vor der Schwangerschaft. Wie Abbildung 2 zeigt, ergab sich ein hoch signifikanter Unterschied in dem Sinne, dass Oralverkehr zu einer Reduktion des Auftretens einer Präeklampsie führte.

Wer glaubt, dass es sich bei diesen Überlegungen um nichts weiter handelt als das Resultat überbordender Phantasien männlicher Reproduktionswissenschaftler, sollte zur Kenntnis nehmen, dass es sich bei 2 der tragenden Figuren des berichteten Erkenntnisfortschritts – *Sarah* Robertson und *Carin* Koelman – um Frauen handelt.

Dass es zur einer systematischen Desensibilisierung des Immunsystems der Partnerin gegenüber den fremden, embryonalen männlichen Antigenen des Kontakts von Sperma und Schleimhaut bedarf, ließ sich unter anderem durch eine Gegenüberstellung von Paaren, die Kondome zur Verhütung benutzen, und Paaren, die andere Methoden verwenden, nachweisen.

Solche Vergleiche haben in der jüngeren Vergangenheit eine weitere unerwartete Eigenschaft des Spermas zu Tage gefördert: Es mehren sich die Hinweise darauf, dass Sperma antidepressive Eigenschaften besitzt (12). Mittels Fragebogen wurden 293 College-Studentinnen nach ihrem Sexualleben, insbesondere nach der Häufigkeit von Geschlechtsverkehr sowie den eingesetzten Verhütungsmethoden befragt. Zusätzlich wurde das Becksche Depressionsinventar (BDI) zur Selbsteinschätzung depressiver Symptome verwendet. Die Auswertung der Daten ergab, dass die Benutzung von Kondomen signifikant mit Depressivität korrelierte (Abb. 3).

Frauen, deren Partner nie ein Kondom benutzten, waren am wenigsten depressiv. Frauen hingegen, die immer mittels Kondom verhüteten, waren so depressiv wie Frauen, die nie Verkehr hatten. Weiterhin zeigte sich eine positive Korrelation der Depressivität mit der Zeitdauer seit dem letzten Geschlechtsverkehr (r = 0,229), aber nur bei den Studentinnen, die kein Kondom benutzten. Schließlich korrelierte auch die Anzahl an Suizidversuchen in der Anamnese mit dem Gebrauch von Kondomen: Während nur 4,5 % der Studentinnen, die nie ein Kondom benutzt hatten, einen Selbstmordversuch hinter sich hatten, betrug diese Zahl 7,4 % bei den manchmal und 13,2 % bei den immer ein Kondom benutzenden jungen Frauen. Wie auch bei den depressiven Symptomen lag mit 13,5 % die Häufigkeit der Suizidversuche bei Frauen ohne Geschlechtsverkehr im Bereich der mittels Kondomen verhütenden Frauen.

Der Wirkungsmechanismus dieser Effekte wird von den Autoren vorsichtig dahingehend diskutiert, dass Samenflüssigkeit neben Prostaglandinen auch Östrogene enthält und dass für beide Substanzgruppen ein antidepressiver Effekt nachgewiesen wurde (1, 24, 31).

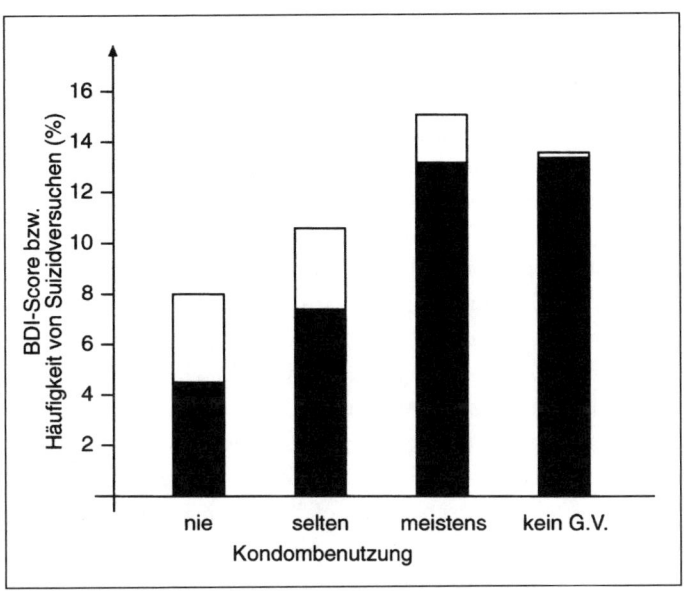

Abb. 3 BDI-(Beck Depression Inventory-)Score (weiße Säulen) und prozentuale Häufigkeit von Suizidversuchen (schwarze Säulen) bei Studentinnen, deren Partner nie (n = 88), manchmal (n = 54) oder meistens (n = 38) ein Kondom beim Geschlechtsverkehr benutzt hatten bzw. keinen Geschlechtsverkehr (n = 37) hatten. Die Unterschiede zwischen den Frauen, die nie ein Kondom benutzten, und denen, die dies meistens taten, waren in Hinblick auf beide Variablen mit p < 0,001 (BDI) bzw. p < 0,005 (Suizidversuche) statistisch sehr signifikant.

Und als ob die Entdeckung der vielfältigen Wirkungen der Prostaglandine, der sicheren immunologischen und der möglichen psychopharmakologischen Eigenschaften von Sperma noch nicht genug wäre, setzte der Schweizer Neuropsychologe Peter Brugger den beschriebenen Befunden mit einer Untersuchung ganz anderer Art die Krone auf (4): Er führte den Nachweis, dass menschliche männliche Samenzellen eine Art Richtungsgedächtnis aufweisen.

Brugger beobachtete insgesamt 1 302 gesunde Samenzellen, die durch einen von zwei T-förmigen Kanälen schwammen (Abb. 4).

Die 714 Spermatozoen, die durch die (links dargestellte) Kontrollverzweigung schwammen, wählten hierbei jeweils etwa zur Hälfte die rechte (50,9 %) und die linke (49,1 %) Seite des Kanals. Mussten sie jedoch vorher um eine rechte Ecke schwimmen, wählten sie überzufällig häufig (nämlich in 58,6 % der Fälle) die Richtung nach links (p < 0,05). Sie hatten inzwischen etwa das Zehnfache ihrer Länge im Kanal zurückgelegt, waren also bereits recht lange geschwommen (4). Der beobachtete Effekt könnte also noch größer sein, müssten sich die Spermien die einzuschlagende Richtung nicht so lange „merken". In jedem Fall weisen sie ein „Verhalten" auf, das bei vielen Spezies sich bewegender Tiere zu beobachten ist.

Dreihundert Jahre Wissenschaft haben unser Bild vom Sperma also keinesfalls nur entzaubert. Zwar entpuppte sich die Idee, es enthalte Millionen fertiger kleiner Menschlein, als subjektive Wahrnehmungsverzerrung auf dem Boden des damals prävalierenden männlichen Chauvinismus der ersten Mikroskopiker. Dafür aber stellen die Beobachtungen und Befunde gerade der jüngeren Zeit die alten Ideen im Grunde noch weit in den Schatten: Sperma besitzt bei genauem Hinsehen – und hier geht es *nicht* um männliche Wunschvorstellungen – Eigenschaften, die über seine Funktion als Gameten liefernde Flüssigkeit weit hinausgehen. Die Flüssigkeit hat immunologische Eigenschaften und desensibilisiert die Partnerin gegenüber den fremden Proteinen des Partners, sodass diese Antigene (in Gestalt des Embryos) mit einer geringeren Wahrscheinlichkeit zur Zielscheibe des weiblichen Immunsystems werden. Die Konsequenzen dieser Einsichten für die moderne Reproduktionsmedizin mit künstlicher Insemination, In-vitro-Fertilisation, Embryonentransfer oder (in naher Zukunft vielleicht) reproduktivem Klonen sind noch gar nicht abzusehen. Es zeichnet sich jedoch jetzt bereits ab, dass gerade die Misserfolge der genannten Techniken darauf zurückgehen können, dass es zur erfolgreichen Einnistung der befruchteten Eizelle und zu deren Wachstum mehr braucht als Wärme und Nahrung (wie manche heute noch zu glauben scheinen). Angemerkt sei, dass diese Erkenntnisse im veterinärmedizinischen Bereich, in dem ein paar Prozent mehr Reproduktionserfolg bei Kühen und Schweinen wirtschaftlich bedeutsam sind, eine erhebliche Relevanz besitzen.

Doch damit nicht genug: Entsprechende Studien deuten darauf hin, dass Samenflüssigkeit antidepressive Eigenschaften aufweisen könnte. Die Relevanz dieser Erkenntnisse ist im Zeitalter zunehmender Promiskuität einerseits und des HIV-Virus andererseits durchaus mit Vorsicht zu beurteilen. Es ist jedoch nicht auszuschließen, dass diese Beobachtung in Zukunft zu neuen Therapiestrategien genutzt werden könnte. – Nein, nicht, was Sie jetzt denken: Es geht vielmehr um die Erweiterung des Suchraums für antidepressiv wirksame Substanzen und Mechanismen.

Last but not least sind die kleinen Spermatozoen zwar keine kleinen Menschen, aber dennoch mit rudimentären „kognitiven" Fähigkeiten ausgestattet: Schwammen sie eben links herum, so bevorzugen sie bei der nächsten Weggabelung rechts

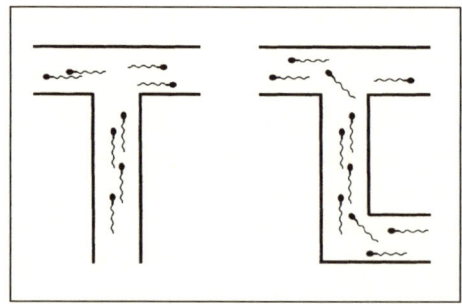

Abb. 4 Schematische Darstellung des Experiments von Brugger (4). Schwammen die Spermatozoen auf eine T-förmige Verzweigung zu (links), so wählte jeweils etwa die Hälfte die linke bzw. die rechte Richtung. Waren sie vorher dazu gezwungen, nach rechts zu schwimmen (rechts), wählten sie danach überzufällig häufig die Richtung nach links. Das mit einem Laser hergestellte tatsächliche Labyrinth hatte eine Länge von 0,6 mm.

abzubiegen. Sie schwimmen so im Mittel geradeaus, was ihnen dabei helfen dürfte, ihr Ziel nicht dadurch zu verfehlen, dass sie im Kreise schwimmen. Es wird bereits überlegt, ob man auf diese Weise – d. h. mittels entsprechend konstruierter Irrgärten für Spermien – die Güte von Spermatozoen, die zur In-vitro-Fertilisation herangezogen werden, bestimmen kann (H. Moore; zit. nach [13]). Nur die Gene der am cleversten navigierenden Schwimmer würden dann zur Nachkommenschaft beitragen. Vielleicht ist dies der Grund, warum diese Studie in der Zeitschrift Behavioural *Brain* Research publiziert wurde. Oder hat man hier, wie vor 300 Jahren, das Gehirn erneut fälschlicherweise in den Kopf – des Spermatozoons – projiziert?

Literatur

1. Abdullah YH, Hamadah K. Effect of ADP on PGE1 formation in the blood platelet from patients with depression, mania, and schizophrenia. Br J Psychiatry 1975; 127: 591–5.
2. Alexander NJ, Anderson DJ. Immunology of semen. Fertil Steril 1987; 47: 192–204.
3. Brandtzaeg P. History of oral tolerance and mucosal immunity. Ann N Y Acad Sci 1996; 13: 1–27.
4. Brugger P Macas E, Ihlemann J. Do sperm cells remember? Behav Brain Res 2002; 136: 325–28.
5. Campbell DA. Pre-eclampsia in second pregnancy. Br J Obstet Gynaecol 1985; 92: 131–5.
6. Coulam CB, Stern JJ. Effect of seminal plasma on implantation rates. Early Pregnancy 1995; 1: 33–6.
7. Dekker GA, Tubbergen P, Valk M, Altuisius SM, Lachmeijer AMA. Change in paternity: a risk factor for preeclampsia in multiparous women. Am J Obstet Gynaecol 1998; 178: S120.
8. Dekker GA, Robillard PY, Hulsey TC. Immune maladaptation in the etiology of preeclampsia: a review of corroborative epidemiologic studies. Obstet Gynecol Surv 1998; 53: 377–82.
9. Feeney JG. Pre-eclampsia and changed paternity. Eur J Obstet, Gynaecol Reprod Biol 1980; 11: 35–8.
10. Fischer-Homberger E. Geschichte der Medizin. Berlin: Springer 1977.
11. Fox D. Gentle persuasion. New Scientist 2002; 173 (2329): 32–4.
12. Gallup GG, Burch RL, Platek SM. Does semen have antidepressant properties? Arch Sex Behav 2002; 31: 289–93.
13. Graham-Rowe D. Sperm remember which way they swam. New Scientist 2002; 175 (2358): 15.
14. Ikedife D. Eclampsia in multipara. Br Med J 1980; 280: 985–6.
15. James K, Hargreave TB. Immunosuppression by seminal plasma and its possible clinical significance. Immunol Today 1984; 5: 357–63.
16. Klonoff-Cohen HS, Savitz DA, Celafo RC, McCann MF. An epidemiologic study of contraception andpreeclampsia. J Am Med Assoc 1989; 262: 3143–7.

17. Koelman CA, Coumans ABC, Nijman HW, Doxiadis IIN, Dekker GA, Claas FHJ. Correlation between oral sex and a low incidence of preeclampsia: a role for soluble HLA in seminal fluid? J Reprod Immunol 2000; 46: 155–65.

18. Marconi G, Auge L, Oses R, Quintana R, Raffo F, Young E. Does sexual intercourse improve pregnancy rates in gamete intrafallopian tube transfer? Fertil Steril 1989; 51: 357–9.

19. Marti J, Herrmann U. Immunogestosis: a new etiologic concept of essential EPH gestosis, with special consideration of the primigravid patient. Am JObstet Gynaecol 1977; 128: 489–93.

20. Need JA, Bell B, Meffin E, Jones WR. Preeclampsia in pregnancies from donor inseminations. J Reprod Immunol 1983; 5: 329.

21. Robertson SA, Sharkey DJ. The role of semen in induction of maternal immune tolerance to pregnancy. Semin Immunol 2001; 13: 243–54.

22. Robillard PY, Hulsey TC, Perianin J, Janky E, Miri EH, Papiernik E. Association of pregnancy-induced hypertension with duration of sexual cohabitation before conception. Lancet 1995; 344: 973–5.

23. Robillard PY, Hulsey TC, Alexander GR, Keenan A, de Caunes F, Papiernik E. Paternity patterns and risk of preeclampsia in the last pregnancy in multiparae. J Reprod Immunol 1993; 24: 1–12.

24. Roy-Byrne P, Rubinow D, Gold P. Post R. Possible antidepressant effects of oral contraceptives: Case report. J Clin Psychiatry 1984; 45: 350–2.

25. Serhal PF, Craft IL. Immune basis for pre-eclampsia: evidence from oocyte recipients. Lancet 1987; I: 744–6.

26. Serhal PF, Craft IL. Oocyte donation in 61 patients. Lancet 1989; I: 1185–7.

27. Sosroseno W. A review of the mechanism of oral tolerance and immunotherapy. J Folk Social Med 1995; 88: 14–7.

28. Thaler CJ. Immunological role for seminal plasma in insemination and pregnancy. Am J Reprod Immunol 1989; 21: 147–50.

29. Tremellen KP, Valbuena D, Landeras J, Ballesteros A, Martinez J, Mendoza S, Norman RJ, Robertson SA, Simon C. The effect of intercourse on pregnancy rates during assisted human reproduction. Hum Reprod 2000; 15: 2653–8.

30. Trupin LS, Simon LP, Eskenazi B. Change in paternity – a risk factor for preeclampsia in multiparas. Epidemiol 1996; 7: 240–4.

31. Zweifel JE, O'Brien WH. A meta-analysis of the effect of hormone replacement therapy upon depressed mood. Psychoneuroendocrinol 1997; 22: 189–212.

Zusammen mit TMS und fMRT
dem Arbeitsgedächtnis auf der Spur

Manchmal dauert Forschung sehr lang. Im Jahr 1996 arbeitete ich zusammen mit meinem Kollegen Herrn Dr. Thomas Kammer in Heidelberg. Wir versuchten, die Methode der Transkraniellen Magnetstimulation (TMS) auf höhere geistige Leistungen anzuwenden. Ausgehend von den Ergebnissen zur Störbarkeit des visuellen Kortex, die wir replizieren konnten, dachten wir uns damals, dass es doch auch möglich sein müsste, höhere geistige Leistungen wie das Arbeitsgedächtnis zu stören. Dies umzusetzen, war natürlich nicht so einfach wie die Störung des visuellen Kortex (2). Dessen Lage ist allgemein bekannt, und wie der zu stimulieren ist, ebenfalls. In unserer Untersuchung hatten wir damals Zahlen für eine Dauer von wenigen Millisekunden auf einen Bildschirm projiziert und etwa 80 Millisekunden später einen Strompuls durch die Spule geschickt. Bei korrekter Durchführung dieses Experiments sieht der Proband keine Zahlen auf dem Bildschirm. Das durch das sehr kurz aufgebaute Magnetfeld im Gehirn entstehende elektrische Feld beeinträchtigt die Neuronenfunktion, sodass das Sehen gestört wird und die Information verloren geht.

Da ich damals seit mehr als 2 Jahren mit der funktionellen Bildgebung (funktionelle Magnetresonanztomographie, fMRT) in Mannheim beschäftigt war, lag der Gedanke nahe, zunächst das Arbeitsgedächtnis mittels fMRT zu lokalisieren und anschließend genau an der dadurch georteten Stelle zu stören. Und da wir bereits mit Untersuchungen zum Arbeitsgedächtnis begonnen hatten, kam eins zum anderen, und wir machten uns an die Arbeit, die beiden Methoden erstmals zusammenzuführen.

Die Versuchsperson war ich selber und wie in den damaligen Zeiten sehr oft, lag ich also wieder einmal einen Abend im Kernspintomographen der Mannheimer Klinik und verbrachte meine Zeit damit, eine Two-Back-Aufgabe zu lösen, d. h. mir immer wieder neue Stimuli zu merken und zu entscheiden, ob sie identisch waren mit dem jeweils vorletzten. Hierbei ist das Arbeitsgedächtnis im Einsatz. Durch einen Vergleich mit der Gehirnaktivität bei einer Kontrollaufgabe – die beispielsweise darin besteht, immer einen Knopf zu drücken, wenn ein bestimmter vorher definierter Reiz auftritt – zeigt sich klar die Aktivierung des Arbeitsgedächtnisses. Dies war auch in meinem Fall so. Wir hatten mehrere Aktivitätsmaxima gefunden, vor allem jedoch einen klaren Flecken in meinem dorsolateralen präfrontalen Kortex.

Das Problem bestand jetzt darin, genau dasjenige kortikale Areal in meinem Kopf mittels TMS zu stimulieren, das wir zuvor durch Bildgebung als „Funktionsträger" des Arbeitsgedächtnisses identifiziert hatten. Dieses Problem konnten wir damals nur auf eine Weise lösen: Ich setzte mir eine weiße Bademütze auf und wir zweckentfremdeten einen Overhead-Projektor zum Onhead-Projektor; Folienausdrucke meines eigenen Gehirns (Gehirnschnitte mit den entsprechenden bunten, funktionell aktiven Arealen) wurden von mehreren Richtungen auf meinen Kopf projiziert und wir markierten die Position des infrage kommenden Areals mit einem Filzstift auf der Badekappe. Genau dorthin führten wir dann die Spule während des TMS-Experiments.

Dieses war so angelegt, dass während einer Two-Back-Aufgabe randomisiert in der Phase, in der Inhalte zu merken waren, mehrere TMS-Pulse abgefeuert wurden. Dadurch erhofften wir, das Arbeitsgedächtnis randomisiert zu stören. Doch so sehr wir uns auch Mühe gaben („Thomas, dreh' die Kiste auf"), mein Arbeitsgedächtnis war einfach nicht kaputt zu kriegen.

Dieses Ergebnis – die Nicht-Störbarkeit des Arbeitsgedächtnisses durch TMS – wäre in vielerlei Hinsicht sehr interessant gewesen, hätte es doch einiges über die kortikale Distribution der Funktion des Arbeitsgedächtnisses ausgesagt. Aber wir mussten uns kritisch eingestehen, dass der wahrscheinlichste Grund für das Versagen der TMS in Hinblick auf das Arbeitsgedächtnis war, dass wir mit der Spule schlichtweg daneben lagen. Wir kamen also nicht einmal zu einem negativen Ergebnis in dem Sinne, dass das Arbeitsgedächtnis durch TMS *nicht* störbar war, sondern einfach nur zu gar keinem Ergebnis. Denn Danebenschießen, nicht Treffen, ist eben kein Ergebnis. Was also war zu tun?

Glücklicherweise löste sich diese Frage in den darauf folgenden Jahren durch den günstigen Umstand meiner Berufung nach Ulm. Berufungsmittel sind bekanntlich „Spielgeld", das man einsetzen kann, um riskante Projekte zu fördern, für die ansonsten (beispielsweise von der DFG oder anderen seriösen Investoren) keine Gelder zur Verfügung gestellt werden. Also setzte ich den größten Teil meiner Berufungsmittel für den Aufbau eines TMS-Labors ein, das als wesentlichen Bestandteil eine Neuronavigationseinrichtung enthält. Dies war leicht gesagt und keineswegs einfach getan. Zwar gibt es Neuronavigationseinrichtungen im Bereich der Neurochirurgie, diese müssen jedoch für ihre Anwendung im Bereich der TMS adaptiert werden. Mit dem Kauf einer Neuronavigationseinrichtung von der Firma Zeiss war es somit keineswegs getan. Es bedurfte noch erheblicher Anstrengungen und Ingenieursleistungen, die Dinge zusammenzuführen, wie es praktisch erschien: Man hat den 3D-Gehirnscan auf dem Bildschirm, koregistriert den Scan mit dem Kopf der Versuchsperson, die neben dem Computer sitzt und deren Kopf mittels Infrarot-Leuchtdioden und Kameras im Raum lokalisiert und nachgeführt wird.

Nach einer ganzen Reihe von Untersuchungen war es schließlich so weit, dass wir uns des Problems der Störbarkeit des Arbeitsgedächtnisses wieder annehmen konnten, gestärkt durch Frau Birgit Abler, eine ebenso schlaue wie fleißige Doktorandin.

In dem neuen Experiment nahmen 8 Probanden an Messungen im Scanner teil. Sie hatten die Aufgabe, sich per Videobrille gezeigte Buchstaben zu merken und nach einem Intervall von 6 Sekunden per Knopfdruck zu entscheiden, ob der danach angezeigte Buchstabe mit einem der gemerkten übereinstimmte oder nicht. Wir untersuchten das Arbeitsgedächtnis nun also mit einer so genannten Delayed-Response-Aufgabe. Dabei merkten sich die Probanden die Buchstaben, indem sie sie während des Intervalls mehrmals wiederholten. Sie machen es somit genau wie wir alle, wenn wir uns zum Beispiel eine Telefonnummer nach dem Nachschlagen im Telefonbuch bis zum Wählen merken wollen. Die Auswertung der im Scanner aufgenommenen Daten ergab, dass bei den Probanden Regionen im präfrontalen, parietalen und prämotorischen Kortex vorwiegend in der linken Gehirnhälfte während des Intervalls aktiv gewesen waren.

Für das TMS-Experiment wurden nach der Auswertung die gleichen Probanden eingeladen. Auch dieses Mal mussten sie sich Buchstaben über ein Intervall hinweg merken. Mit Hilfe unseres Neuronavigationsgerätes war es jetzt möglich, die Spule punktgenau dort zu positionieren, wo bei den einzelnen Probanden Gehirnaktivität zu finden gewesen war (Abb. 1). Die Stimulation erfolgte jeweils über 3 Sekunden in der zweiten Hälfte des Merkintervalls. Um einen Störeffekt zu erreichen, verwendeten wir eine Stimulationsfrequenz von 15 Hz, was unter Umständen durch Induktion von Strom in Hautnerven und Kopfmuskeln ziemlich schmerzhaft

Abb. I Anzeige des Navigationscomputers, wenn die Spule auf eine vorher definierte Gehirnregion (Markierung mit Linien) gerichtet wird. Die virtuelle Linie (Punktlinie) geht senkrecht durch die Spulenmitte und zeigt deren Position relativ zum Gehirn an.

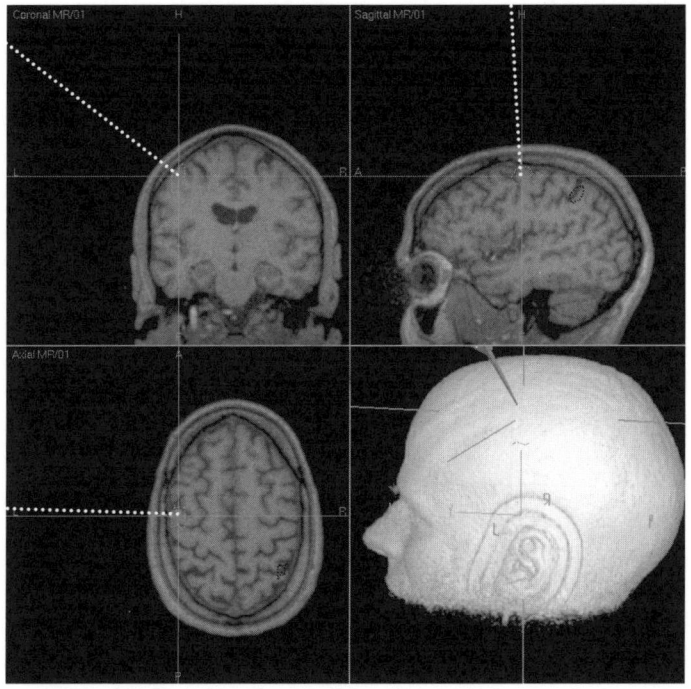

sein kann. Zunächst stimulierten wir die Probanden über dem präfrontalen und parietalen Kortex. Als Kontrollbedingung diente die Stimulation der nicht aktiven spiegelbildlichen Region auf der rechten Seite. Deshalb kamen nur einseitige Aktivierungen für das Experiment infrage.

Auch bei diesem Versuch zeigte sich zunächst kein Einfluss der Stimulation auf das Arbeitsgedächtnis. Die Probanden machten ebenso viele Fehler, wenn die im MRT aktive Gehirnregion stimuliert wurde als bei Stimulation der nicht aktiven Gegenseite. Allerdings traten in beiden Bedingungen deutlich mehr Fehler auf als während einer nicht schmerzhaften Scheinstimulationsbedingung. Und da Fehlerraten und die subjektive Einschätzung der Schmerzhaftigkeit der Stimulation (auf einer Punkteskala) auch noch hochgradig korrelierten, schien der Haupteffekt der Stimulation auf den dadurch ausgelösten Schmerz zurückzugehen. Was tun?

Wir überlegten zum einen, ob die Aufgabe mit 6 zu merkenden Buchstaben und einer recht langen Einprägephase zu einfach gewesen sein könnte. Wir machten deshalb die Aufgabe mit 7 in kürzerer Zeit zu merkenden Buchstaben etwas schwieriger und entschieden uns, nochmals über dem parietalen Kortex und nun auch über dem prämotorischen, der bislang nicht berücksichtigt wurde, zu stimulieren. Die präfrontale Bedingung war für die meisten Probanden so schmerzhaft gewesen, dass wir uns hier keine unverfälschten Effekte erwarteten.

Dieses Mal wurden wir fündig: Wenn über dem linken, aktiven prämotorischen Kortex stimuliert wurde, machten die Probanden deutlich mehr Fehler, als wenn die Spule rechts lag (Abb. 2). Da man weiß, dass der linke prämotorische Kortex für das Wiederauffrischen von verbalen Gedächtnisinhalten, also das Wiederholen von Buchstaben, Zahlen, Telefonnummern usw., bei einer Arbeitsgedächtnisaufgabe verantwortlich gemacht wird, erscheint es wahrscheinlich, dass bei den Probanden durch die Stimulation im Intervall genau diese Funktion gestört wurde. Dies erklärt möglicherweise auch, warum die entsprechende Stimulation über anderen Kortexregionen der Arbeitsgedächtnisfunktion nichts anhaben konnte: Kontrollfunktionen, die dem präfrontalen Kortex zugeschrieben werden, sind für stures Wiederholen vielleicht gar nicht essentiell notwendig. Und der parietale

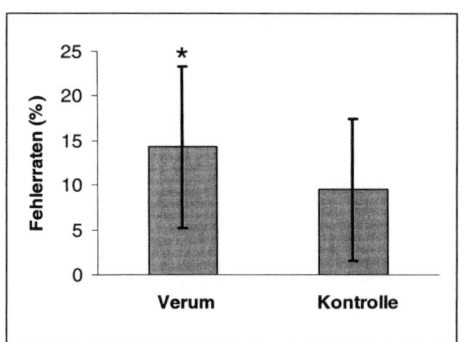

Abb. 2 Ergebnisse der prämotorischen TMS: Bei Stimulation über dem linken, aktiven prämotorischen Kortex (Verum) wurden signifikant ($p < 0{,}02$) mehr Fehler gemacht als bei Stimulation über der nicht aktiven, rechten Gegenseite (Kontrolle).

Kortex, für den es Hinweise gibt, dass hier der Gedächtnisspeicher lokalisiert ist, konnte vielleicht nicht gestört werden, da ein Speicher, der ständig durch die Wiederholungen im prämotorischen Kortex wieder aufgefüllt wird, einfach nie leer wird.

Literatur

1. Abler B. Untersuchung des Arbeitsgedächtnisses mit fMRT und neuronavigierter TMS. Dissertation, Universität Ulm 2003.
2. Kammer T, Spitzer M. Getriggerte transkranielle Magnetstimulation bei höheren kognitiven Funktionen. Fortschr Neurol Psychiatr 1996; 64 (6): 205–11.

Übersetzungen, Fehler und Folgen

Vor 13 Jahren, im Wintersemester 1989/1990, nahm ich meinen ersten Lehrauftrag an der Harvard University an: Als *Visiting Associate Professor* hatte ich mich gegen gute Bezahlung verpflichtet, ein Oberseminar (so würde man es hierzulande nennen) mit dem Titel *Psychopathologie und Philosophie* abzuhalten. Gerade frisch habilitiert war ich damals gut mit der älteren deutschsprachigen psychopathologischen Literatur vertraut, kannte meinen Kurt Schneider, Jaspers, Bleuler und Kraepelin nahezu auswendig und dachte mir, dass es vielleicht nicht ganz falsch sein würde, dieses Wissen einmal in den USA den Studenten der klinischen Psychologie anzubieten. Zu meiner Überraschung und Freude konnte ich feststellen, dass sehr viele wesentliche Texte in Englisch vorlagen. Bis heute ist das kleine Büchlein des britischen Psychiaters Max Hamilton über Psychopathologie, das zurück ins Deutsche übersetzt wurde, eine der besten Quellen, um sich kurz und bündig (wie die Briten nun mal so sind) und ohne das in der deutschen Psychopathologie leider nur zu übliche schnörkelige Wortgeklingel über die Inhalte zu informieren (1).

Ich ging also daran, mir über das sehr gut funktionierende Bibliothekswesen an der Harvard-Universität die Texte zu besorgen und machte dabei interessante Entdeckungen. Zusammengefasst lauten diese wie folgt: Die Amerikaner können deutsche Psychopathologie gar nicht verstehen, selbst wenn sie die Bücher lesen würden (was sie jedoch nicht tun).

Betrachten wir zunächst die *Allgemeine Psychopathologie* von Karl Jaspers, deren Übersetzung sich eindrucksvoll (noch dicker als das deutsche Original) im Bücherschrank jedes Psychiaters macht.

„Tatbestände sind der Boden unserer Erkenntnis. [...] Auffassung von Tatbeständen ist immer Auffassung von *Einzeltatbeständen*. Diese sind nicht von einerlei Art. Die Klarheit erfordert eine *Ordnung ihrer Grundtypen*. [...] Wesentlich ist aber eine Ordnung erst, welche *die Prinzipien der Wahrnehmbarkeit* ins Auge fasst, die den Grundtatbeständen ihren Charakter geben. In diesem prinzipiellen Sinne sind vier Gruppen von Tatbeständen zu unterscheiden: erlebte Phänomene; objektive Leistungen; körperliche Begleiterscheinung; sinnhafte Objektivitäten (Ausdruck, Handlungen, Werke)." (2)

Man vergleiche diesen Text mit der englischen Übersetzung: „Phenomena form the groundwork of our knowledge. [...] The collection of phenomena allways means collection of *individual* phenomena. These are far from uniform and the need for clarification forces us to group them according to certain *basic types*. [...] But a real classification must work on the principle that its basic phenomena are of an observable nature. We shall, therefore, classify our phenomena into four main groups: the patient's subjective experiences, objective performances, somatic accompaniments and meaningful objective phenomena (i. e. expression, actions and productions)." (3)

Um den Unfug zu verstehen, muss man sich die Bedeutung des Terminus „Phänomenologie" klar machen. Ein Phänomen ist bei Jaspers ein subjektives Erlebnis mit bestimmten formalen Charakteristika. Übersetzt man jedoch „Tatbestand" mit „phenomenon", dann ist der ganze Witz verschwunden und von einer „Phänomenologie" des Subjektiven ist gar nicht mehr sinnvoll zu sprechen.

Vielleicht ist das der Grund, warum nur wenige Psychiater auf dem anderen Ufer des großen Teichs Jaspers verstehen. Hier ein Beispiel:

„Jaspers, a psychiatrist and philosopher, played a major role in developing existential psychoanalysis. In his view, psychopathology had no fixed concepts or basic principles. Thus his theories of schizophrenia were free of traditional concepts like subject and object, cause and effect, and reality and fantasy, and his philosophical attitude led to an interest in the content of psychiatric patients' delusions."(4)

Hätte Jaspers selbst die Möglichkeit, im amerikanischen Standardwerk der Psychiatrie unter seinem Namen nachzuschlagen, würde er sich wahrscheinlich fragen, um welchen Jaspers es sich hier handelt, denn er selbst kann es wohl nicht sein: Er wetterte zeitlebens gegen die Psychoanalyse und hatte auch mit dem, was später Existentialanalyse oder ähnlich hieß, nichts am Hut. In seiner Allgemeinen Psychopathologie sprach er zwar über existentielle Kommunikation, meinte damit aber gerade das, was „über alle Therapie, d. h. über alles zu Planende und methodisch zu Inszenierende hinausgeht"(2). Wie das Zitat zeigt, ging es ihm um das Problem, dass die Psychopathologie zu seiner Zeit so unbegründet daherkam. Geklärte Begriffe und grundlegende Prinzipien waren gerade sein Ziel (über dessen Erreichen man sich allenfalls streiten kann), und in seinen Überlegungen zur Schizophrenie zeigt er gerade die historischen Wurzeln unseres Verständnisses des Ich-Bewusstseins bei Kant auf. Dass ihn seine „philosophische Haltung" zum Interesse an Wahninhalten prädisponierte, ist schließlich nicht nur fast schon frech, sondern wiederum einfach nur falsch: Mit der – ebenso vorsichtigen wie umsichtigen – Formulierung seiner Wahnkriterien wollte er gerade weg von den Inhalten (wie auch sein diesbezüglicher Schüler Kurt Schneider) und hin zu einer rein formalen Betrachtungsweise von Wahn (wieder lässt sich streiten, inwieweit dies gelungen ist; an der Absicht jedoch besteht kein Zweifel). Fazit: Man kann Jaspers wirklich nicht falscher verstehen!

In englischer Übersetzung fand ich auch das heute noch sehr lesenswerte Büchlein von Kurt Schneider mit dem Titel *Klinische Psychopathologie*, es war mir jedoch nicht möglich, dieses in Harvard aufzutreiben. Das einzige Exemplar war offensichtlich ausgeliehen und nicht zurückgebracht worden. Über die *Library of Congress* und die in Washington arbeitende Mutter einer Studentin meines Seminars erhielt ich dann doch eine Fotokopie der englischen *Clinical Psychopathlogy*, die – übersetzt von Hamilton und Anderson – im Jahre 1959 erschienen war.

In Hinblick auf die damals im Dunstkreis der neuen Diagnose-Manuale und vor allem des DSM-III (American Psychiatric Association 1980) noch in vollem Gang befindliche Diskussion um Symptome und Kriterien im Bereich der psychiatrischen Diagnostik (9) erschienen mir Kurt Schneiders Überlegungen dazu, was ein Symptom in der Medizin allgemein und in der Psychiatrie im Besonderen ist, von großem Interesse.

Generell bekannt unter Psychiatern dürfte sein, dass Kurt Schneider die Erstrangsymptome vorsichtig formuliert und sie dann wie folgt kommentiert: „Wo derartige Erlebnisweisen einwandfrei vorliegen und keine körperlichen Grundkrankheiten zu finden sind, sprechen wir klinisch *in aller Bescheidenheit* von Schizophrenie" (7, Hervorhebung durch den Autor). Nicht schlecht staunte ich, als ich in der englischen Übersetzung das Folgende fand: „When any of these modes of experience is undeniably present and no basic somatic illness can be found, we may make the *decisive* clinical diagnosis of schizophrenia."

Verschwunden ist in der englischen Übersetzung die methodisch reflektierte Bescheidenheit. Sie wurde ersetzt durch Entschiedenheit, was *modesty* hätte werden sollen, wurde zu *decisiveness*. Über den Grund dieses Fehlers kann man nur Vermutungen anstellen, ich gehe davon aus, dass der Gleichklang von *Bescheidenheit* und *Entschiedenheit* eine Rolle spielte.

Das alles könnte als harmlos abgetan werden, man stelle sich jedoch einmal vor, wie gut dieser Übersetzungsfehler in die amerikanische Psychiatrielandschaft passte: Ausgehend von dem Bleulerschen Krankheitsbegriff mit seinen eher vage definierten Grundsymptomen – im Englischen meistens unter *the classic 4 A* bekannt: gestörte Assoziation, gestörter Affekt, Ambivalenz (gestörter Wille) und Autismus (gestörtes Sozialverhalten) – herrschte in den USA ein weites Schizophreniekonzept, das unter anderem dazu geführt hatte, dass die Diagnose der Schizophrenie die mit Abstand häufigste psychiatrische Diagnose zu dieser Zeit war. Die Mischung des Bleulerschen Konzepts mit psychoanalytischer Terminologie trug ebenfalls wahrhaftig nicht zur Klarheit bei, sodass sich die US-amerikanische Psychiatrie in den 60er-Jahren in dem unguten Zustand befand, dass die meisten Patienten – nach Daten aus New York etwa 85 % aller Aufnahmen – eine Diagnose erhielten, die äußerst vage definiert war. In dieser Situation musste die „Entschiedenheit" Kurt Schneiders vielen wie ein Segen vorgekommen sein: Hier war *jemand, der klar und eindeutig ohne psychodynamische Schnörkel oder Soziologenkauderwelsch sagte,* wie eine Schizophrenie zu diagnostizieren ist. Der Psychiater achtet auf bestimmte Symptome und wenn diese vorliegen, stellt er die Diagnose. Mit Entschiedenheit! Das musste den pragmatischen Amerikanern einfach gefallen.

So wundert es nicht, dass gerade im Land der einfachen und schnellen Lösungen Kurt Schneider immer bekannter und auch immer beliebter wurde. Als dazu noch Anfang der 70er-Jahre die Peinlichkeit ans Licht kam, dass die britischen Kollegen mit dem Begriff der Schizophrenie weitaus vorsichtiger umgingen als die Amerikaner (5), war für jedermann klar ersichtlich, dass hier Abhilfe nötig war. In den

Jahren danach fand daher die Entwicklung so genannter *Research Diagnostic Criteria* (RDC) statt (10), auf denen letztlich die im Jahr 1980 publizierten Kriterien im *DSM-III* basierten.

Bekanntermaßen wird bis heute in den USA die Schizophrenie unter anderem durch Schneiders Erstrangsymptome charakterisiert, auch ein Teil der methodischen Reflexion („wenn das so ist, dann *sagen* wir eben Schizophrenie, auch wenn wir nicht wissen, was das ist"), und wird immer wieder klar von amerikanischen Autoren nachvollzogen (6). Weggefallen ist die europäische bzw. deutsche Bescheidenheit. Das DSM-III erfuhr eine Ankündigung mit Pauken und Trompeten, und ein massives Marketing seitens der *American Psychiatric Organisation* (APA) sorgte für einen Vertrieb in alle Welt. Herrschte früher in naiver Weise der Glaube, Wissenschaft würde dadurch fortschreiten, dass sich (zumindest mittel- bis langfristig) die Wahrheit durchsetzt, so belehrte das Verhalten der amerikanischen Psychiater eines Besseren: Selbsternannte Experten stimmten über diagnostische Kategorien per Handzeichen ab und verordneten sozusagen diese im Anschluss weltweit. Wer sich nicht daran hielt, der hatte Pech: Er konnte seine Arbeit in angesehenen Zeitschriften nicht publizieren oder wurde zumindest versuchsweise daran gehindert.

Nicht anders erging es auch mir: Ich hatte Anfang der 90er-Jahre einen Artikel beim *Journal of Abnormal Psychology* eingereicht und erhielt die Kritik zurück, dass ich die Schizophrenie nicht nach DSM diagnostiziert hätte. So schrieb ich zurück, dass wir in Heidelberg das Phänomen bzw. die „Krankheit", als dessen Lösung bzw. „Therapie" viele das DSM-III betrachtet hatten, niemals gehabt hatten: Der Anteil der an der Heidelberger Klinik als schizophren diagnostizierten Patienten war über 60 Jahre hinweg mit etwa 30 % erstaunlich stabil. Genau dies teilte ich dem Editor mit, der – zu meiner Überraschung – diesen Klartext verstand und die Arbeit zur Publikation annahm. Vielen anderen erging es wahrscheinlich anders. Dies ist schade, denn Wissenschaft lebt von gedanklicher Vielfalt und diese wird nicht dadurch erhöht, wenn Mediziner dazu gezwungen sind, weltweit die gleiche, die Welt verzerrende und verfärbende diagnostische Brille aufzusetzen.

Lassen wir uns also keinen Bären aufbinden von denen, die kontinentaleuropäische (und vor allem deutschsprachige) Psychopathologie gar nicht kennen können. Der grobe psychopathologische Unfug, der manchmal über den Teich kommt, sollte uns vor allem eines sein: Anlass zur Besinnung auf unsere Wurzeln. Meine Empfehlung: Schmökern Sie mal im Kurt Schneider – es macht Spaß!

Literatur

1. Hamilton M. Klinische Psychopathologie. Stuttgart: Enke 1984.
2. Jaspers K. Allgemeine Psychopathologie. 7. Aufl. Berlin, Heidelberg: Springer 1973: 45/668.

3. Jaspers K. General Psychopathology, transl. by Hoenig J, Hamilton WM. Manchester University Press, The University of Chicago Press 1963, 53.
4. Kaplan HI, Sadock BJ. Synopsis of Psychiatry, 8th ed. Baltimore MD: Williams and Wilkins 1998, 457.
5. Kendell RE, Cooper JE, Gourlay AJ, Copeland JRM, Shape L, Gurland BJ. Diagnostic Criteria of American and British Psychiatrists. Archives of General Psychiatry 1971; 25: 123–30.
6. Klerman GL, Vaillant GE, Spitzer RL, Michels R. A debate on DSM-III. Am J Psychiatry 1984; 141: 539–53.
7. Schneider K. Klinische Psychopathologie, 12. Aufl. Stuttgart: Thieme 1980: 135.
8. Schneider K. Clinical Psychopathology, transl. by Hamilton WM. New York, London: Grune & Stratton 1959, 134.
9. Spitzer M. Symptom and Criterion in Medicine and Psychiatry. In: Weingartner P, Schurz G , eds. Logic, Philosophy of Science and Epistemology. Proceedings of the 11th international Wittgenstein-Symposium. Wien: Holder-Pichler-Tempsky 1987, 183–5.
10. Spitzer R, Endicott J, Robins E. Clinical criteria for psychiatric diagnosis and DSM-III. Am J Psychiatry 1975; 132: 1187–92.

Zur Neurobiologie der Musik

Vom Sinn der Sinnlichkeit

Musik treibt uns um, bestimmt unser Erleben, macht uns fröhlich oder traurig, stimmt aggressiv oder romantisch. Musikempfinden ist jedoch mehr als ein Gefühl: Es wird durch die Physik schwingender Körper und die Physiologie des Gehirns bestimmt. Konsonanz und Dissonanz lassen sich beispielsweise durch die kritische Bandbreite beim Hören zweier Sinustöne verstehen, und die emotionalen Wirkungen von Musik sind ein Ausdruck der Aktivierung des gehirneigenen Belohnungssystems.

Seit mindestens 50000 Jahren musizieren die Menschen, wie die im vergangenen Jahrzehnt entdeckten Funde von Knochenflöten (Abb. 1) belegen. Mit Musik ziehen Menschen in den Krieg. Zur Musik tanzen und schmusen sie, küssen und (ver)lieben sich. Musik erklingt bei Scherz und Schmerz, Lust und Leid, Hochzeiten und Hinrichtungen, Triumphzügen und Totenmessen.

Musik scheint zunächst vor allem ein Phänomen der Kultur zu sein, zu dessen Verständnis die Wissenschaft wenig beisteuern kann. Doch dieser Eindruck trügt: Musik ist viel stärker, als man zunächst annehmen würde, durch die Physik schwingender Körper und die Physiologie der akustischen Wahrnehmung geprägt. Gewiss bleibt Spielraum für die kulturelle Vielfalt, und manches, was man als von Natur aus feststehend betrachtet hat, ist es in Wahrheit nicht.

Dennoch möchte ich im Folgenden zeigen, wie stark Musik durch Physik und Biologie bestimmt ist.

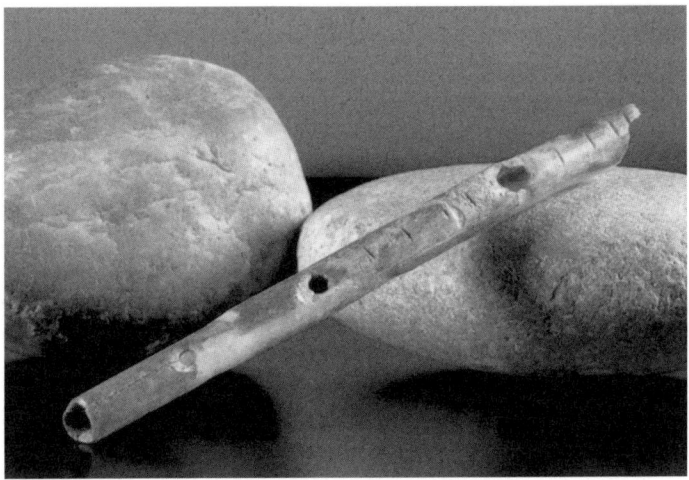

Abb. 1 Eines der ältesten Musikinstrumente der Welt: Die aus einem Schwanenknochen gefertigte Flöte wurde 1990 im Geißenklösterle – einer Höhle bei Blaubeuren – gefunden (4). Quelle: Württembergisches Landesmuseum Stuttgart.

Saiten und Luftsäulen

Schwingende Saiten und Luftsäulen haben im Gegensatz zu anderen Schallquellen die Eigenschaft, dass die produzierten Töne eine Grundfrequenz aufweisen sowie Obertöne, deren Frequenz ganzzahlige Vielfache der Grundfrequenz sind. Wenn ein Mann beispielsweise spricht, also eine Luftsäule zum Schwingen bringt, dann produzieren seine Stimmbänder eine Grundfrequenz um 110 Hertz (bei der Frau um 220 Hertz) sowie weitere Frequenzen von 220 Hertz, 330 Hertz, 440 Hertz etc., bis hinauf zu einigen tausend Hertz (Abb. 2). Meist nehmen die Amplituden dieser Obertöne mit zunehmender Frequenz ab, diese Obertöne sind jedoch entscheidend für die Klangfarbe des produzierten Tons (und damit beispielsweise für den gesprochenen Vokal).

Ebenso wie eine Luftsäule schwingt eine Gitarrensaite nicht nur einfach hin und her, sondern zugleich auch doppelt so schnell, also zugleich beispielsweise links auf und rechts ab mit einem Ruhepunkt, einem so genannten Knoten, in der Mitte mit dreifacher Frequenz (bei zwei Knoten), vierfacher Frequenz (bei drei Knoten) usw. (Abb. 3). Bei doppelter Frequenz beispielsweise klingt der Ton damit auch doppelt so hoch.

In der Schnecke des Innenohrs werden Druckschwankungen in Potenziale umgesetzt. Dies geschieht, indem eine Verbiegung der Basilarmembran die Präsenz einer bestimmten Frequenz anzeigt. Im Innenohr findet also eine Zerlegung des Schallsignals in seine Komponenten (Fourier-Analyse) statt, deren Amplitude und Frequenz weitergeleitet werden. Die Auflösung des Hörsystems für reine Töne (Sinusschwingungen) ist begrenzt. Bereits Hermann von Helmholtz wies nach, dass wir zwei nahe beieinanderliegende Töne der Frequenzen x und y nicht als zwei Töne, sondern als einen Ton der Frequenz $(x + y)/2$ hören, dessen Lautstärke sich mit der Frequenz $|x - y|$ ändert. Man nennt diesen Sachverhalt Schwebung (Abb. 4).

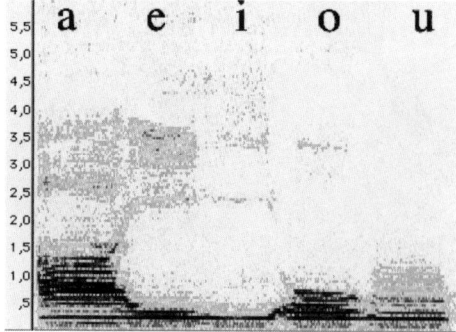

Abb. 2 Spektrogramm der Stimme des Autors beim Aussprechen der Vokale /a/, /e/, /i/, /o/, und /u/. Der Maßstab der Ordinate reicht bis 6000 Hz, um die für die Sprache wichtigen Unterschiede im Bereich von 400 bis circa 3500 Hz abzubilden.

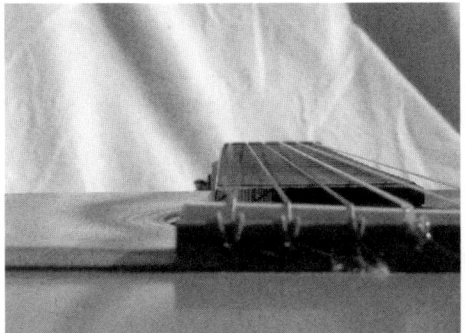
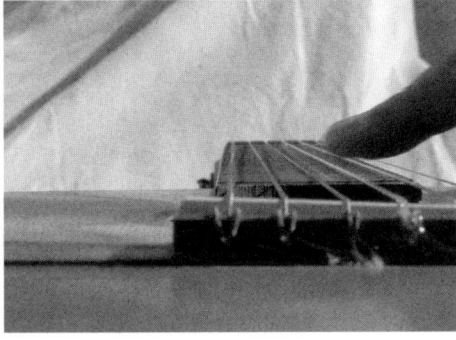

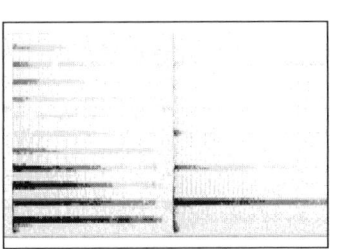
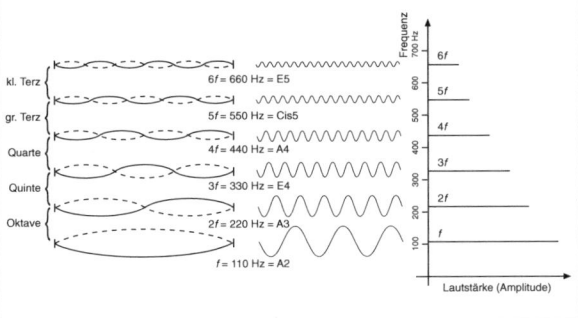

Abb. 3 Schwingende Gitarrensaite: Wenn man eine Gitarrensaite (Abb. 3 links oben) genau in der Mitte anzupft, ist die Grundfrequenz betont; zugleich schwingt sie jedoch mit höheren Frequenzen, wie das Spektrogramm (Abb. 3 links unten, linke Seite) zeigt. Hindert man die Saite hingegen am Schwingen mit der Grundfrequenz, indem man den Finger genau auf die Saitenmitte legt (Abb. 3 rechts oben), schwingt sie mit dem ersten Oberton als Grundton (Abb. 3 links unten, rechte Seite) und hat dann wenige zusätzliche Teiltöne, wie das Spektrogramm anzeigt. Man kann die Töne und Teiltöne auf einem Amplituden-Frequenz-Diagramm darstellen, wie dies unten zu sehen ist (Abb. 3 rechts unten).

Abb. 4 Schwebungsfrequenz: Addiert man zwei Schwingungen ähnlicher Frequenz, resultiert eine neue Schwingung, deren Frequenz dem Mittelwert der Ausgangsfrequenzen entspricht, und die mit einer bestimmten Frequenz an- und abschwillt. Man nennt diese Frequenz die Schwebungsfrequenz. Der obere Ton hat eine Frequenz von 44 Hz, der mittlere eine von 40 Hz. Addiert man beide Schwingungen (unten), so erhält man einen neuen Ton von 42 Hz, der viermal in der Sekunde laut und leise wird.

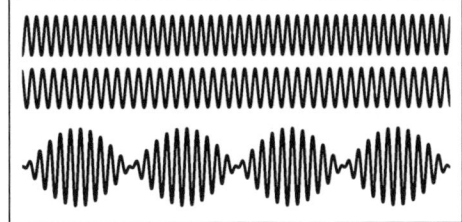

Die kritische Bandbreite

Glaubte Helmholtz noch, dass Konsonanz und Dissonanz allein durch den Sachverhalt sich überlagernder schwebender Obertöne erklärt werden könne, so wurde diese Sicht in den vergangen Jahrzehnten um den Sachverhalt der kritischen Bandbreite erweitert. Hiermit ist folgendes gemeint: Bei zunehmendem Unterschied zweier ähnlicher reiner Töne der Frequenzen x und y hören wir eine Schwebung zunehmender Schwebungsfrequenz, die dann in den Eindruck eines rauen Tons übergeht. Diese Rauheit klingt unangenehm. Erst wenn die Töne sich um mehr als einen Ganzton unterscheiden (Abb. 5), hören wir zwei Töne. Angemerkt sei hier, dass wir von Sinustönen, also reinen Tönen, sprechen. Natürliche Töne (mit ihren Obertönen) kann die akustische Wahrnehmung deutlich genauer unterscheiden, benutzt dazu jedoch das gesamte hörbare Frequenzspektrum. Als kritische Bandbreite um eine Tonfrequenz bezeichnet man den umgebenden Frequenzbereich, innerhalb dessen ein zweiter Ton liegen muss, sodass man entweder einen schwebenden oder einen rauen Ton hört (nicht aber zwei Töne).

Die kritische Bandbreite ist keine feste Größe, sondern ihrerseits abhängig von der Tonhöhe. Sie ist bei tiefen Tönen vergleichsweise größer und nimmt ab etwa 1 000 Hertz linear mit der Frequenz zu. Daher klingen zwei Basstöne im Abstand von beispielsweise einer Terz (eigentlich ein konsonantes Intervall) nicht gut. Entsprechend liegen bei Klaviermusik die Töne der linken Hand weiter auseinander als die der rechten. Die Ursache der kritischen Bandbreite liegt in der begrenzten Auflösungsfähigkeit des Hörsystems für unterschiedliche Frequenzen. Zwei reine Töne unterschiedlicher Frequenz führen normalerweise zur Aktivierung verschiedener Bereiche der Basilarmembran und damit unterschiedlicher Fasern im Hörnerv. Töne innerhalb der kritischen Bandbreite dagegen werden durch die gleichen Nervenfasern ins Gehirn weitergeleitet. Man hört daher auch nur einen Ton (Abb. 6).

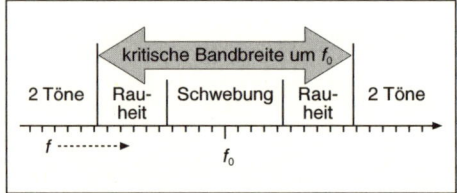

Abb. 5 Kritische Bandbreite: Die Frequenz eines reinen Sinustones variiert um einen Ton fest eingestellter Frequenz f_0. Liegen die Töne weit auseinander, so hört man zwei Töne. Liegen die Töne sehr nahe beieinander, so hört man einen schwebenden Ton. Dazwischen hört man ebenfalls nur einen unangenehm rau klingenden Ton.

Abb. 6 Die Größe der kritischen Bandbreite ist abhängig von der Frequenz des Tons, um den herum sie liegt. Je höher die Frequenz eines Tons (x-Achse), desto größer muss der Frequenzunterschied (y-Achse) zu einem anderen Ton sein, damit sich beispielsweise der Unterschied eines Halbtons (gepunktete Linie) oder eines Ganztones (gestrichelte Linie) ergibt. Die durchgezogene Linie entspricht dem Intervall der kleinen Terz. Die Kurve (breite Linie) zeigt die zu einer bestimmten Frequenz gehörende kritische Bandbreite an. Oberhalb von etwa 1 000 Hz verläuft diese Kurve nahezu linear, weiter unten jedoch ist sie flacher. Dies bedeutet, dass im Bass-Bereich auch zwei Töne innerhalb der kritischen Bandbreite liegen können, deren Abstand eigentlich ein konsonantes Intervall ausmacht.

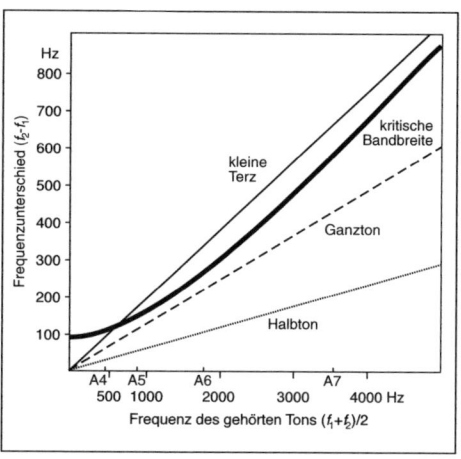

Harmonie und Dissonanz

Wir können jetzt präzisieren, was Harmonie ist. Erklingen zwei natürliche Töne zusammen, dann überlagern sich die Frequenzen der Grund- und Oberschwingungen. Je nach Abstand der Grundtöne wird dabei ein mehr oder weniger großer Teil der Obertöne mit jeweils einem Oberton des anderen Grundtons innerhalb der kritischen Bandbreite liegen. Liegen der Grundton und die Obertöne ganz nahe beieinander, entsteht eine Schwebung (die sich nicht weiter schrecklich anhört). Liegen die Obertöne außerhalb des Bereichs der Schwebung, aber innerhalb der kritischen Bandbreite, so rufen sie die Empfindung von Rauheit hervor und tragen so zum Erleben einer Dissonanz bei. Bei je mehr Obertönen dies der Fall ist, desto dissonanter klingen die beiden natürlichen Töne zusammen (Abb. 7).

Es soll hier keineswegs der Eindruck erweckt werden, sämtliche ästhetischen Urteile ließen sich nur auf die Physiologie des Gehörs zurückführen. Dies ist ganz eindeutig nicht der Fall, wie der ständig wechselnde vorherrschende Musikgeschmack zeigt. Dennoch reichen die genannten Überlegungen recht weit und vermeintliche Ausnahmen bestätigen die Regel. Geographisch und musikalisch von der westlichen Kultur am weitesten entfernt sind die indonesischen Gamelan-Orchester, die mit Gongs, Becken, Metallstäben und Xylophonen musizieren (Abb. 8).

Metallplatten haben nicht ganzzahlige Obertöne. Eine kreisrunde Metallplatte kann auf zwei ganz verschiedene Arten schwingen: Zum einen kann sich ihr Rand an gegenüber liegenden Stellen nach unten und an den hiervon um 90° gedreht liegenden Stellen nach oben bewegen. Zum anderen kann sich aber auch ein innerer Teil nach oben und ein äußerer nach unten bewegen (Abb. 9). Streut man Sand auf

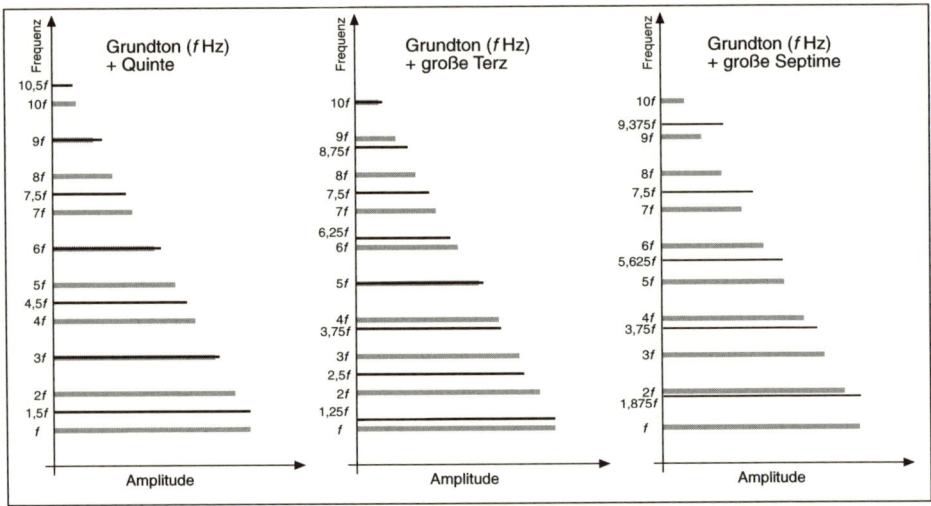

Abb. 7 Das Ausmaß der Dissonanz zweier Töne hängt davon ab, wie viele ihrer Obertöne zueinander in der kritischen Bandbreite liegen. Zu sehen ist links das Amplituden- Frequenz-Diagramm eines Grundtons der Frequenz f mit Obertönen (2f, 3f, 4f, etc.; schwarz) und die Quinte zu diesem Ton (1,5f), ebenfalls mit Obertönen (3f, 4,5f, 6f etc.; dunkelgrau). Die Frequenzen der Quinte liegen entweder außerhalb der kritischen Bandbreite oder sie sind mit denen des Grundtons identisch. Daher klingt die Quinte angenehm. Rechts sind die Verhältnisse des Grundtons gleicher Frequenz und der großen Septime zum Grundton mit der Frequenz 1,875f (und den Obertönen 3,75f, 5,625f etc.; schwarz) zu sehen. Schon der Grundton und zudem die meisten von den Obertönen liegen innerhalb der kritischen Bandbreite der Frequenzen des Grundtons, weswegen das Intervall der großen Septime unangenehm (sprich: dissonant) klingt.

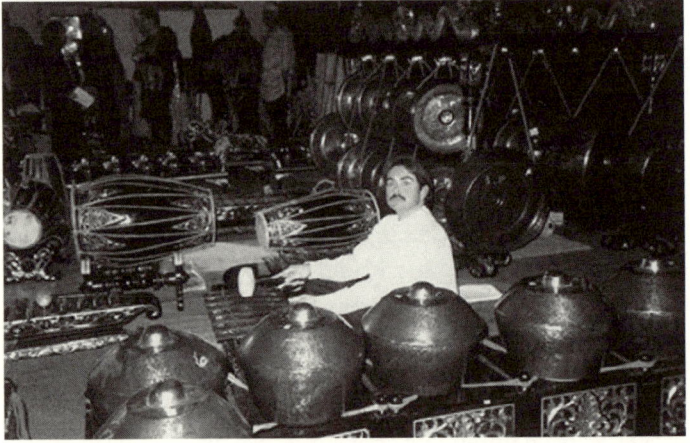

Abb. 8 Instrumente des indonesischen Gamelan-Orchesters. Quelle: Jack Bishop.

die Platte und bringt sie zum Schwingen, so hopsen die Sandkörner so lange auf der Platte herum, bis sie auf den ruhenden, linienförmigen Bereichen (Knoten) der Platte liegen bleiben. Man sieht daher auf der schwingenden Metallplatte Linien aus Sand, die den Knotenlinien (man nennt sie Moden) der jeweiligen Schwingung entsprechen.

Für zusammenklingende Metallplatten gilt prinzipiell das Gleiche wie für zusammenklingende Saiten oder Luftsäulen: Wenn Obertöne zusammenfallen oder weit auseinander liegen, klingt es konsonant, wenn sie innerhalb der kritischen Bandbreite liegen, klingt es dissonant. Wer daher vor allem mit Gongs, Glocken und Stäben – letztlich also mit verbogenen Metallplatten – musiziert, der wird andere Tonschritte verwenden müssen, damit die Obertöne zusammenpassen. Genau dies ist in den Gamelan-Orchestern Indonesiens der Fall. Die aus anderen Teiltönen zusammengesetzten Töne der Instrumente erfordern geradezu eine andere Tonleiter. Da die Form der Metallplatten die Möglichkeiten zum Schwingen beeinflusst (einzelne Teiltöne werden hierdurch nicht nur lauter oder leiser, sondern auch höher oder tiefer) und die Instrumente von Hand hergestellt werden, wundert zudem

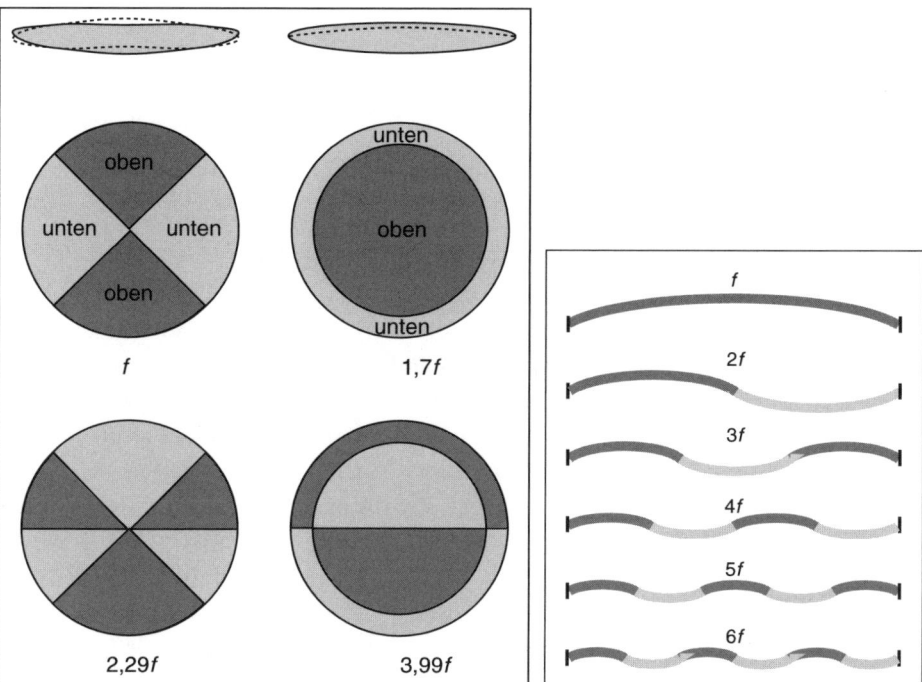

Abb. 9 Schwingungen von Platten: Linien grenzen die hellgrauen und dunkelgrauen Flächen (also Bereiche der Platte, die jeweils gegenläufig schwingen) gegeneinander ab. Haben die von einer Saite der Grundschwingung f hervorgebrachten Obertöne die Grenzen 2f, 3f, 4f, 5f, 6f, etc., so liegen die Obertöne einer Metallplatte mit der Grundfrequenz f hingegen bei 1,7f, 2,29f, 3,99f etc. Die Obertöne der Platten sind also nicht ganzzahlige Vielfache der Grundfrequenz.

nicht, dass es in unterschiedlichen Orchestern unterschiedliche Tonleitern geben kann. Im Gegenteil: Dies sollte so sein, gerade wenn die dargestellten Prinzipien von Melodie und Harmonie gelten.

Die vermeintliche Ausnahme der Gamelan-Orchester mit ihren eigenartigen Instrumenten und noch seltsameren Tonleitern bestätigt somit gerade die Prinzipien, die auch unserer westlichen Musik zugrunde liegen. In der abendländischen Welt beschränken wir uns mit unseren Instrumenten weitgehend auf eindimensionale schwingende Körper (Saiten und Luftsäulen), was den Instrumentenbau vereinheitlicht und vor allem gut zu unserer Stimme (ebenfalls ein Luftsäuleninstrument) passt.

Melodie und Harmonie sind weder vollkommen naturgegeben noch vollkommen beliebig. Sie sind in mathematisch beschreibbaren physikalischen Gesetzmäßigkeiten einerseits und biologischen Tatbeständen unseres Hörsinns andererseits begründet, erhielten ihren letzten Feinschliff allerdings im Rahmen des menschlichen Bestrebens nach Perfektion, Flexibilität und Praktikabilität. Die Wurzeln von Melodie und Harmonie liegen somit in der Neurobiologie des Gehörs des Menschen, die sich wiederum in Anpassung an physikalische Gesetzmäßigkeiten der Schallausbreitung entwickelte. Die Tonsysteme und die auf ihnen basierenden Harmoniesysteme sind kulturelle Ausgestaltungen in diesem (recht begrenzten) biologischen Rahmen. Wie eine bestimmte Person einen Zusammenklang von Tönen erlebt, ist nicht zuletzt auch abhängig von ihrer Vorerfahrung im Bereich der Musik einer bestimmten Kultur.

Viel Gefühl, wenig Wissenschaft

Für den einen ist ein Sept-Akkord Ausdruck unerträglicher Spannung und Dissonanz, während der gleiche Akkord für den anderen eher den Ruhepunkt in einer Folge noch „schrägerer" Zusammenklänge darstellt. Diese Erlebnisweisen von Musik sind erfahrungsabhängig. Hierbei spielen Prozesse eine Rolle, die im Bereich der Emotion und Motivation liegen und denen wir uns jetzt zuwenden wollen.

In den USA geben die Menschen mehr Geld für Musik aus, als für Medikamente und verbringen mehr Zeit mit Musik, als mit Sex (5). Was macht Musik so unwiderstehlich? Im Gegensatz zur weit verbreiteten und allgemein akzeptierten Kenntnis der Wirkungen von Musik auf unser Gemüt steht die Tatsache, dass es hierzu bislang nur wenige wissenschaftliche Untersuchungen gibt. Diese weisen wiederum auf die tiefe Verwurzelung musikalischer Erlebnisse in der Neurobiologie des Menschen hin.

Wer kennt sie nicht, die Gänsehaut auf dem Rücken, begleitet von einem Gefühl der Überraschung und sehr positiven Emotionen bei einem besonders ansprechenden Musikstück? Wer hat nicht schon einmal beobachtet, dass Menschen bei bestimmten Musikstücken Tränen in den Augen haben, und wer würde in Anbetracht der Verzückung von Millionen im Rahmen von Love Parades nicht an starke emotionale Wirkungen von Musik glauben? Fragt man die Hörer von Musik nach ihren emotionalen Reaktionen, so erhält man folgendes Bild (Tab. 1):

Körperliche Reaktion	Mittelwert	% der Befragten
Gänsehaut, die eiskalt den Rücken hinunterläuft	3,08	90
Lachen	2,80	88
Kloßgefühl in der Kehle	2,68	80
Tränen	2,65	85
Gänsehaut	2,40	62
Herzklopfen	2,31	67
Gähnen	2,15	58
Magensensationen	2,11	58
sexuelle Erregung	1,56	38
Zittern	1,51	31
Erröten	1,46	28
Schwitzen	1,44	28

Tab. 1 Emotionale Reaktionen auf Musik. Ergebnisse einer Befragung von 83 Musikhörern (34 professionelle Musiker, 33 Amateure und 16 Laien im Alter von 16 bis 70 Jahren) nach der Häufigkeit körperlicher Reaktionen auf Musik während der letzten fünf Jahre (7). Die Versuchspersonen konnten diese Häufigkeit auf einer fünfstufigen Skala einschätzen, wobei 1 nie, 2 selten, 3 gelegentlich, 4 recht oft und 5 sehr oft bedeutete. In der Tabelle ist der Mittelwert der angegebenen Häufigkeiten für jedes Ereignis angegeben.

Die häufigsten Reaktionen auf Musik sind Gänsehaut, Lachen, Kloßgefühl in der Kehle und Tränen. Frauen gaben Tränen signifikant häufiger an als Männer, und Versuchspersonen im Alter zwischen 30 und 40 Jahren lachten signifikant häufiger als Versuchspersonen in anderen Altersklassen.

Es zeigte sich weiterhin, dass diese Reaktionen auch bei häufigem Hören nicht abnahmen. Selbst die Versuchspersonen, die angaben, dass sie das betreffende Stück über fünfzigmal in den vergangenen fünf Jahren gehört hatten, gaben in mehr als zwei Dritteln der Fälle an, dass sie bei jedem oder fast jedem erneuten Hören mit der entsprechenden körperlichen Reaktion reagierten. Es war den Versuchspersonen sogar in vielen Fällen möglich, genau anzugeben, an welcher Stelle des Musikstücks sie die körperliche Reaktion verspürten.

Gänsehaut und funktionelle Bildgebung

Bekanntermaßen haben die Methoden der funktionellen Bildgebung die neurowissenschaftlichen Erkenntnisse zur Funktion des menschlichen Gehirns im vergangenen Jahrzehnt wesentlich erweitert. Mittels Positronenemissionstomographie

(PET) und funktioneller Magnetresonanztomographie (fMRT) werden Bilder der Gehirnaktivierung unter mindestens zwei Bedingungen (Aktivierungs- und Kontrollbedingung) erzeugt, deren Vergleich Aussagen zur Funktion bestimmter Bereiche des Gehirns erlaubt.

Um den emotionalen Reaktionen beim Erleben von Musik auf die Spur zu kommen, ging man wie folgt vor: Zehn Probanden mit durchschnittlich acht Jahren musikalischer Ausbildung wurden zunächst danach ausgesucht, ob sie das Gefühl der den Rücken hinunterlaufenden Gänsehaut beim Musikhören kennen. Jeder Proband musste dann dasjenige Musikstück auswählen, welches bei ihm solche Gänsehaut verursacht (2).

Da die einzelnen Versuchspersonen jeweils andere Stücke auswählten, konnten diese wechselseitig als Kontrollbedingung dienen: Was dem einen die Gänsehaut macht, bewirkt beim anderen nichts. Jede Musik wurde auf diese Weise genau zweimal verwendet, einmal als emotionale Stimulationsbedingung und einmal als Kontrollbedingung. Dadurch wurde sichergestellt, dass man nicht Mozart mit Hardrock (also unterschiedliche Musik) verglich, sondern unterschiedliche emotionale Wirkungen.

Mittels PET wurden dann Scans unter den Bedingungen „Musik mit Gänsehaut" und „Musik ohne Gänsehaut" sowie eine Reihe weiterer Kontrollmessungen durchgeführt. Die Auswertung der PET-Daten ergab, dass mit zunehmender Gänsehaut die Aktivität in einigen Arealen zunahm, in anderen dagegen abnahm. Eine Zunahme der Aktivität fand sich unter anderem in einem Bereich (ventrales Striatum links), der für positive Bewertung zuständig und beispielsweise auch dann aktiv ist, wenn ein Suchtstoff wie Kokain eingenommen wird, wenn man mit Heißhunger Schokolade isst oder wenn man eine attraktive Person anschaut (1, 3, 10). Auch im linken dorsomedialen Mittelhirn, dem rechten orbitofrontalen Kortex sowie der Insel beidseits (ebenfalls bekanntermaßen in Bewertungsvorgänge beziehungsweise emotionale Prozesse involviert) sowie in Bereichen, die für Aufmerksamkeit (anteriorer Gyrus cinguli) und Bewegungskontrolle (supplementär-motorisches Areal und Kleinhirn) zuständig sind, fand sich eine Zunahme der Aktivierung. Eine Abnahme zeigten dagegen die Amygdalae beidseits, die bei Angst aktiviert werden und der ventromediale präfrontale Kortex, der bei unangenehmen Erfahrungen aktiviert wird.

Lautes Pfeifen im dunklen Keller

Damit ergibt sich das folgende Bild: Musik bewirkt prinzipiell das Gleiche wie andere biologisch außerordentlich wichtige Reize wie beispielsweise Nahrung oder soziale Signale. Sie stimuliert das körpereigene Belohnungssystem, das auch durch Sex oder Rauschdrogen stimuliert wird, und das mit der Ausschüttung von Dopamin (aus Neuronen einer bestimmten Region des Frontalhirns in den Nucleus accumbens) und von endogenen Opioiden (aus Neuronen des Nucleus accumbens in weite Teile des Frontalhirns) einhergeht. Umgekehrt wird durch angenehm empfundene Musik die Aktivierung zentralnervöser Strukturen, die unangenehme Emotionen wie Angst und Aversion signalisieren, gemindert. Musik, die der Hörer mag, wirkt damit gleich auf doppelte Weise angenehm, schaltet sie doch im Gehirn Strukturen der Belohnung ein und Strukturen der Angst ab. (Abb. 10) Wen wundert es bei diesen Ergebnissen noch, dass ein ängstlicher Menschen beim Gang in den dunklen Keller pfeift oder singt?

Diese Reaktionen des Gehirns auf Musik sind insofern bemerkenswert, weil Musik streng genommen weder für das Überleben noch zur Reproduktion notwendig ist. Die Tatsache, dass Musik das körpereigene Belohnungssystem stimuliert, legt jedoch nahe, dass Musik einen deutlichen Beitrag zu unserem geistigen und körperlichen Wohlbefinden leistet.

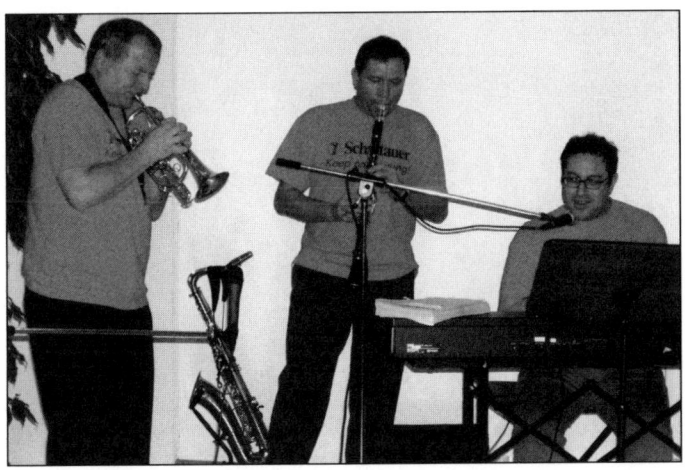

Abb. 10 Selbstversuche zur Aktivierung des körpereigenen Belohnungssystems: Manfred Spitzer and friends (Schattauer-Verleger Wulf Bertram und Intensivmediziner Joram Ronel) beim Musizieren.

Literatur

1. Aharon I, Etcoff N, Ariely D et al. Beautiful faces have variable reward value: fMRI and behavioral evidence. Neuron 2001; 32: 537–51.
2. Blood AJ, Zatorre RJ. Intensely pleasurable responses to music correlate with activity in brain regions implicated in reward and emotion. PNAS 2001; 98: 11818–23.
3. Breiter HC, Gollub RL, Weisskoff RM et al. Acute effects of cocaine on human brain activity and emotion. Neuron 1997; 19: 591–611.
4. Hahn J. Neue besondere Funde aus dem Geißenklösterle und dem Hohle Fels. Eine 36 000 Jahre alte Knochenflöte aus dem Geißenklösterle. In: Scheer A (Hrsg). Höhlenarchäologie im Urdonautal bei Blaubeuren. Blaubeuren: Urgeschichtliches Museum 1994; 87–9.

5. Huron D. Is music an evolutionary adaptation? In: Zatorre RJ, Peretz I (eds). The Biological Foundations of Music. New York: Annals of the New York Academy of sciences. Vol. 930, 2001; 43–61.
6. Kuney D, Turk I. New perspectives on the beginnings of music: Archeological and musicological analysis of a middle paleolithic bone „flute". In: Wallin NL, Merker B, Brown S (eds). The origins of music. Cambridge MA: MIT Press 2000; 235–68.
7. Sloboda JA. Music structure and emotional response: some empirical findings. Psychology of Music 1991; 19: 110–20.
8. Spitzer M. Musik im Kopf. Stuttgart – New York: Schattauer 2002.
9. Spitzer M. Lernen. Gehirnforschung und die Schule des Lebens. Heidelberg: Spektrum Akademischer Verlag 2002.
10. Small DM, Zatorre RJ, Dagher A et al. Changes in brain activity related to eating chocolate: from pleasure to aversion. Brain 2001; 24: 1720–33.
11. Zhang J, Harbottle G, Wang C, Kong Z. Oldest playable musical instruments found at Jiahu early neolithic site in China. Nature 1999; 401: 366–8.

Sachverzeichnis

Sie haben die „**Hirngespinste und Geistesblitze**" mit Gewinn und Vergnügen gelesen und wollen dem Gehirn noch gründlicher auf den Nerv fühlen? Dann gibt es weitere „Neuro-Lektüre" für Sie:

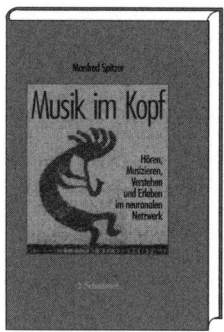

„Eine derzeit wohl einzigartige Zusammenstellung von Wissenswertem über die Natur der Musik."
Forsch Frankfurt
(Uni Frankfurt/Main) 1/2004

Manfred Spitzer
Musik im Kopf
Hören, Musizieren, Verstehen und Erleben im neuronalen Netzwerk

Warum machen Menschen Musik?
Was ist überhaupt Musik?
Was ist Musiktherapie?
Was geschieht im Gehirn, wenn wir Musik hören, machen oder verstehen?
Wie muss ein Konzertsaal aussehen?
Warum gibt es Liebes- und Wiegenlieder?
Warum singen Männer in der Badewanne?

Manfred Spitzer sucht die Antworten auf solche Fragen dort, wo Musik „eigentlich" stattfindet: im Kopf, d.h. im neuronalen Netzwerk unseres Gehirns.

Die Erforschung dieses Organs, das für Wahrnehmen, Erleben, Handeln und Verstehen zuständig ist, hat in den vergangenen zehn Jahren einen beispiellosen Aufschwung genommen. Was für die Musik daraus folgt, ist Thema dieses Buches:
Sie ist ein Konzert aus der Physik der schwingenden Körper und der Physiologie unseres Organismus. Wer die zugrunde liegenden Mechanismen kennt, wird nicht weniger staunen, sondern mehr, wird Musik nicht weniger schätzen, sondern noch mehr bewundern, wird bewusster hinhören und besser musizieren.

„... Akribisch hat der Psychiater, Psychologe und Neurowissenschaftler Manfred Spitzer Fakten zusammengetragen und Literatur ausgewertet. Das Resultat: ein mehr als 450 Seiten starkes Werk, das den musik- und neurowissenschaftlich interessierten Laien in die Welt der Klänge entführt. Spitzer spannt den Bogen von den physikalischen Grundlagen des Hörens über die Wahrnehmung und Verarbeitung von Musik durch Körper und Geist bis hin zur Wirkung von Musik auf den einzelnen Menschen ..."
Ärztliche Praxis special

3., korr. Ndr. 2004 der 1. Auflage 2002.
480 Seiten, 146 Abbildungen, geb.
€ 32,95/CHF 52,70 · ISBN 3-7945-2174-9

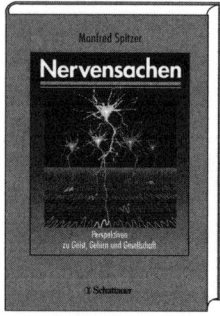

Ein Buch für Neu(ro)gierige

www.schattauer.de

Manfred Spitzer
Nervensachen
Perspektiven zu Geist, Gehirn und Gesellschaft

Wie lernen und wie vergessen wir? Warum werden wir alt? Was geschieht beim Kopfrechnen wirklich im Kopf? Was und wie lernt das Kind im Mutterleib? Was geschieht im Gehirn beim Naschen und was bei moralischen Urteilen? Was haben Parasiten mit Sex zu tun und was Sex mit Testosteron?

Die Antworten auf diese Fragen haben eines gemeinsam: Sie betreffen unser Nervensystem, sind also Nervensachen. In 60 solcher neurowissenschaftlicher Miniaturen gibt dieses Buch informative, spannende und erstaunlich unterhaltsame Einblicke in die Funktion des Gehirns, unseres wichtigsten Organs, das gerade mal 2% des Körpergewichts ausmacht, jedoch 20% seiner Energie verbraucht.

Manfred Spitzer hat ein Buch für Zeitgenossen geschrieben, die zwar neu(ro)gierig, aber skeptisch sind. Es enthält eine Anthologie Spitzers bester Geschichten aus der Neurobiologie und ihrer klinischen Anwendung in der Nervenheilkunde.

Aus dem Inhalt: ■ Der 11. September und die Nervenheilkunde ■ Die Weisheit des Alters ■ Ethik im Scanner ■ Gewalt im Fernsehen: Wir dürfen nicht zuschauen! ■ Lernen im Mutterleib ■ Sex und Testosteron ■ Serotonin und die Börse ■ Star Wars, Heuschrecken, neuronale Netzwerke und Verkehrssicherheit ■ Verlobungsringe, Parasiten und Gehirne ■ Was Ratten träumen

1. Ndr. 2004 der 1. Auflage 2003. 363 Seiten, 47 Abbildungen, geb.
€ 34,95/CHF 55,90 · ISBN 3-7945-2202-8

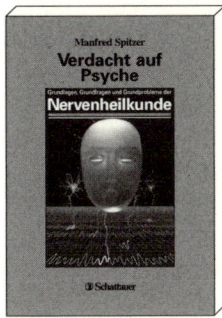

Manfred Spitzer
Verdacht auf Psyche
Grundlagen, Grundfragen und
Grundprobleme der Nervenheilkunde

In dieser neuen Anthologie nimmt Manfred Spitzer in bewährter Weise verblüffende, kuriose und faszinierende Phänomene sowie Fakten aus der Welt von Geist und Gehirn aufs Korn. Wie immer geht es um Geschichten aus der Nervenheilkunde, die zum Denken anregen und zugleich Spaß machen sollen.

Was hat Psychiatrie mit der Evolution zu tun, wie hängen Entstigmatisierung und Hollywoodfilme zusammen, und wie ist es mit Ärger und Strafe, dem Darm und dem Gehirn oder der Gehirnforschung und dem Weihnachtsfest? – Falls Sie die Antwort auf solche Fragen interessiert und Sie dabei

auch Referenzen zu Skinner, Fromm oder Heidegger nicht scheuen, kann dieses Buch Ihren Horizont erweitern.
Aus dem Inhalt:
- Vertrauen ist gut – Scannen ist besser
- PET und Placebo
- Busen und Gehirn
- Paulus, Joschka Fischer und die Singvögel
- Dopamin in der Wohngemeinschaft
- Der Witz am Kernspin
u.v.m.

2003. 124 Seiten, 21 Abbildungen, kart.
€ 22,95/CHF 36,70 · ISBN 3-7945-2267-2

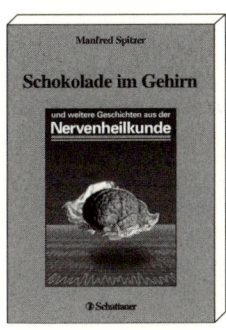

Manfred Spitzer
Schokolade im Gehirn
und weitere Geschichten aus der
Nervenheilkunde

Glücklicherweise haben wir nicht Schokolade im Kopf, sondern ein Gehirn. Es ist das Organ des Lernens und hat viele Schokoladenseiten. Lernen geht jeden an, ein Leben lang! Nur durch unaufhörliches Lernen können wir unseren immer komplizierter werdenden Alltag bewältigen. Wie aber schafft man das?

Die insgesamt 18 Beiträge zeigen unter anderem, dass die Emotionen für das Lernen eine wichtige Rolle spielen, und wenn uns beispielsweise Schokolade schmeckt, dann wird unser gehirneigenes Belohnungssystem aktiviert. Wer weiß, wie diese Gehirnmaschinerie funktioniert, der kann mit ihr – und nicht nur seiner eigenen – besser umgehen. Daher sollten nicht nur Nervenärzte, Lehrer oder Politiker ein Interesse an Lernprozessen haben, sondern auch Eltern und jegliche Vorgesetzte – im Grunde jeder, der mit sich und seinen Mitmenschen verantwortungsvoll umgehen möchte.
Das Buch richtet sich an jeden, der Spaß daran hat, zu wissen, wie sein wichtigstes Organ – das Gehirn – funktioniert, und der

sich zugleich darüber Gedanken macht, was dieses Wissen für uns Menschen bedeutet.

„Ein hochspannendes, unterhaltsames, wohlportioniertes und lohnendes Buch."
Psychotherapie, Psychosomatik,
Medizinische Psychologie – PPmP, 12/2004

„Fantastisch, wie Professor Spitzer Geschichten erzählt, Geschichten, die auf wissenschaftlichen Erkenntnissen beruhen und humorvoll wie spannend zu lesen sind! Ein absoluter Hochgenuss!"
ADAPT Newsletter, Februar 2004

„Dieses Buch gibt zu denken – und zwar vornehmlich jenen, die in der täglichen Arbeit stehend durchaus bemerken, dass Nachdenklichkeit von schierem Nutzen wäre, dafür aber weder Zeit noch Gelegenheit finden."
Deutsches Ärzteblatt

2002. 102 Seiten, 33 Abbildungen, 2 Tabellen, kart.
€ 22,95/CHF 36,70 · ISBN 3-7945-2188-9

www.schattauer.de

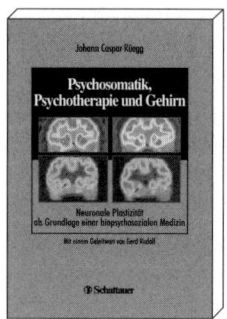

*„Großartig in Didaktik,
Überblick und Detail"*
Amazon.de newsletter

Johann Caspar Rüegg

Psychosomatik, Psychotherapie und Gehirn

Neuronale Plastizität als Grundlage
einer biopsychosozialen Medizin

Geleitwort von Gerd Rudolf

Dass strukturelle Veränderungen im Gehirn, z.B. durch Verletzungen oder Atrophien, unser Verhalten beeinflussen, wissen wir seit langem. Aber: Wie verändern umgekehrt Schmerzerfahrungen, Kindheitstraumen, Ängste oder Depressionen unsere Hirnstruktur? Auf welche Weise bewirken Verhaltensänderungen oder Psychotherapien eine neuronale Umstrukturierung?

Es gibt derzeit wohl kein Gebiet der Medizin, das eine so rasante Entwicklung und eine so fruchtbare wissenschaftliche Bearbeitung erfährt wie das der „Neurosciences", Hirnforschung und Psychotherapie bewegen sich also mehr und mehr auf-

einander zu. Rüeggs Werk ist ein eindrucksvoller Beleg für diesen interdisziplinären Prozess.

„... ein sorgfältig gemachtes Buch auf dem neuesten Stand des Wissens."
Neue Zürcher Zeitung

„Didaktisch eine Meisterleistung ist die vorliegende gedankliche und konzeptuelle Verknüpfung von Grundlagenforschung, Klinik und zukunftsweisender Vision."
Amazon.de newsletter

„Dieses bemerkenswerte Plädoyer der sprechenden Medizin aus der Feder eines überzeugten Naturwissenschaftlers wird nachhaltig und hoffentlich fruchtbare Disskusionen auslösen ..."
Rhein-Neckar-Zeitung

2., aktualisierte und erweiterte Auflage 2003.
213 Seiten, 14 Abbildungen, kart.
€ 29,95/CHF 47,90 · ISBN 3-7945-2150-1

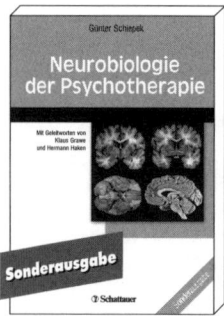

Die Funktion des Gehirns
„sehen" und verstehen lernen

www.schattauer.de

Günter Schiepek (Hrsg.)

Neurobiologie der Psychotherapie

Geleitworte von
Klaus Grawe und Hermann Haken

- Was passiert im Gehirn, wenn Psychotherapie wirkt?
- Wie können Umstrukturierungsprozesse des komplexen Systems Gehirn erfasst und dargestellt werden?

Zunehmend richtet sich das wissenschaftliche Interesse auf die neurobiologischen Vorgänge, die menschlichen Lern- und Entwicklungsprozessen zugrunde liegen. Die Persönlichkeitsentwicklung, die Handlungsplanung oder die zwischenmenschliche Kommunikation – also wesentliche Bereiche der „Psyche"– rücken ins Blickfeld. Zugleich ermöglichen die modernen bildgebenden Verfahren, wie MRT, PET oder SPECT, neue Einblicke in das lebende Gehirn.

Die „Neurobiologie der Psychotherapie" vermittelt einen Überblick über den aktuellen Wissensstand und die verfügbaren Methoden. Die Mess- und Forschungsmethodik wird einführend und zugleich

innovativ behandelt; die neurobiologischen Grundlagen der Psychotherapie und die wesentlichen psychotherapeutischen bzw. psychiatrischen Krankheitsbilder werden von führenden Autoren aktuell und umfassend dargestellt.

Wesentliche Akzente des Buches liegen auf den Themen

- neuronale Plastizität,
- die Auswirkungen von Emotionen und Stress,
- Psychoneuroimmunologie,
- Veränderung physiologischer Regulationsmuster,
- Identifikation kritischer Übergänge und Instabilitätsphasen in der Psychotherapie.

Sonderausgabe 2004 der 1. Auflage 2003.
542 Seiten, 173 Abbildungen, 15 Tabellen, kart.
nur € 49,95/CHF 79,90
ISBN 3-7945-2363-6

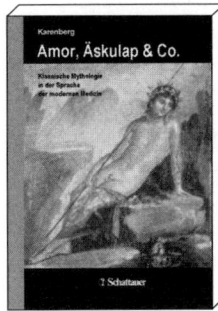

Axel Karenberg
Amor, Äskulap & Co.
Klassische Mythologie in der Sprache der
modernen Medizin

Medizinische Terminologie ist öde und
langweilig? Klassische Mythologie ein Aus-
laufmodell? Sprachgeschichte ein Ladenhü-
ter? Wer sich auf die hier zusammengestell-
ten Erzählungen um sagenhafte Namen
einlässt, den erwartet in diesem Buch eine
spannende Serie von etymologischen Aha-
Erlebnissen: Wie kam der Atlas zu seiner
tragenden Rolle und die Sehne zu ihrem
Achilles? Wann gelangte das Ammonshorn
ins Gehirn und das Medusenhaupt ans
Abdomen? Was verbindet die Parze Atro-
pos mit dem Pharmakon Atropin, und wie
lautet die ungeschminkte Wahrheit über
Onan?

Für Neugierige steht ein historischer
Nomenklatur-Express zum Einsteigen bereit: Abfahrt bei den Pyramiden und den
Stätten der Bibel, Ankunft im Amerika des
21. Jahrhunderts – mit Zwischenstationen
in der griechisch-römischen Antike, der ma-
gischen Welt des Mittelalters und den
modernen Wissensmetropolen Europas.
Auf 24 Zeitreisen begegnen wir anmutigen
Nymphen und betörenden Sirenen, betrachten den selbstverliebten Narkissos und
den vielgestaltigen Proteus, beäugen ein-
drucksvolle Naturen wie Priapos und Ödi-
pus, bewahren Abstand zu lockenden Aph-
rodisiaka und gefährlichen Amorbögen,
und begrüßen abschließend den Lügenba-
ron Münchhausen und den leidenden jungen Werther. Sie alle haben Spuren im
Fachwortschatz der Heilkunde hinterlas-
sen, denn dafür sorgten ihre äußeren Auf-
fälligkeiten und seelischen Schwächen genauso wie hohe Gelehrsamkeit oder man-
gelnde Bildung späterer Wortschöpfer.

Kurzum: Ein ebenso instruktives wie
amüsantes Lesevergnügen für Ärzte, Studie-
rende und alle, die an Medizin, Mythologie und Mehrsprachigkeit interessiert sind.

2004. 232 Seiten, 55 Abbildungen,
3 Tabellen, kart.
€ 29,95/CHF 47,90 · ISBN 3-7945-2343-1

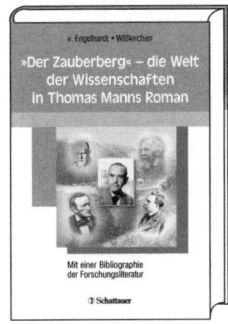

Dietrich v. Engelhardt/
Hans Wißkirchen (Hrsg.)
»Der Zauberberg« –
die Welt der Wissenschaften
in Thomas Manns Roman
Mit einer Bibliographie der
Forschungsliteratur

Seinen großen, internationalen Durchbruch
erreichte Thomas Mann mit dem Roman
„Der Zauberberg" von 1924, der in einem
Sanatorium in Davos spielt. Seine Hand-
lungsträger kommen aus verschiedenen Ländern und stehen für unterschiedliche Wis-
senschaftsgebiete und geistige Strömun-
gen. Mit dieser Romanstruktur konnte Thomas Mann die damals bedrängenden Fragen der Zeit – vor allem aus der Medizin
und den Naturwissenschaften – gleichsam
auf den verzauberten Berg holen.

Wie war es dem späteren Nobel-
preisträger für Literatur gelungen, die unter-
schiedlichsten und teils sehr disparaten
Materialien und theoretischen Ansätze in
seinen Roman zu integrieren?

Namhafte Historiker, Natur- und Geistes-
wissenschaftler beleuchten und kommentieren die Facetten der Wissenschaftskultur
um die Jahrhundertwende, wie Thomas
Mann sie rezipiert. Eine faszinierende
Anthologie für alle Leser, die der „Zauberberg" als Meisterwerk der Weltliteratur be-
geistert hat.

2003. 228 Seiten, 17 Abbildungen, geb.
€ 29,95/CHF 47,90 · ISBN 3-7945-2281-8

*„Das Buch zeigt in eindrücklicher und
spannender Weise, wie sich Thomas Mann
wissenschaftliche Erkenntnisse der ersten
Jahre des 20. Jahrhunderts angeeignet hat
und die Romanfiguren – also die Patienten
der Davoser Sanatorien – diskutieren lässt."*
Die Medizinische Welt, 5/2004

www.schattauer.de

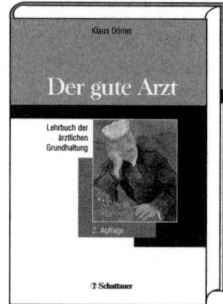

Klaus Dörner

Der gute Arzt
Lehrbuch der ärztlichen Grundhaltung

SCHRIFTENREIHE DER
AKADEMIE FÜR INTEGRIERTE MEDIZIN

In der 2. Auflage seines Buches entwickelt Klaus Dörner den Gedanken einer ärztlichen Verantwortung weiter und erläutert ihn durch aktuelle gesellschaftspolitische Ereignisse und Diskussionen. Er geht auf die Reaktion von Habermas auf den 11. September 2001 und auf die biotechnische Entwicklung der Medizin ein. Dem heute überwertigen Grundbedürfnis der Menschen nach Selbstbestimmung stellt er das ebenso vitale Grundbedürfnis komplementär gegenüber, Bedeutung für andere zu haben. Daneben nimmt er kritisch Stellung zu den Diskussionen um die Gesundheitsreform, bei der er die Gefahren einer nicht optimalen, sondern eher maximalen Vermarktwirtschaftlichung der Medizin mit der Folge einer geradezu kostentreibenden Gesundheitsvernichtungsmaschine sieht.

Unter dem Titel „Der hippokratische Schneid – Klaus Dörner lehrt die hohe Kunst der ärztlichen Grundhaltung" schreibt Stephan Sahm in der F.A.Z.:
„Dörners ‚Der gute Arzt' darf man schon jetzt die Qualitäten eines Standardwerks der Philosophie der Medizin bescheinigen, dem man gar nicht genug Leser wünschen kann. Es richtet sich an alle Berufsgruppen, die sich um Patienten bemühen, nicht zuletzt diese selbst können davon profitieren." Frankfurter Allgemeinen Zeitung

„Gerade in Zeiten neuer Machbarkeitseuphorie wie in der Biomedizin ist dieses Buch eine unendlich wichtige Lektüre für angehende oder selbstkritisch gebliebene Ärzte." Die Zeit

2., überarbeitete Auflage 2003. 380 Seiten, geb.
€ 39,95/CHF 63,90 · ISBN 3-7945-2250-8

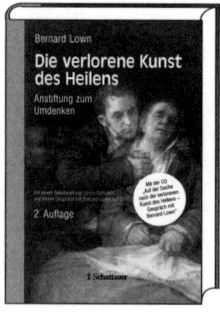

„Das Buch gehört zum Besten, was im Rahmen der aktuellen gesundheitspolitischen Debatte zum Thema Krankheit und Medizin zu lesen ist, ein Klassiker von Geburt sozusagen."
Frankfurter Allgemeine Zeitung

www.schattauer.de

Bernard Lown

Die verlorene Kunst des Heilens
Anstiftung zum Umdenken

Mit einem Geleitwort von Ulrich Gottstein und einem Interview mit Bernard Lown auf CD
Deutsche Übersetzung von Helga Drews

Bernard Lown ist einer der berühmtesten Ärzte unserer Zeit. Er erfand die elektrische Defibrillation bei tödlichem Herzflimmern, die jährlich Tausenden von Patienten das Leben rettet. Er entwickelte eine wirksame medikamentöse Behandlung bei Herzrhythmusstörungen, und Ärzte in aller Welt bedienen sich der nach ihm benannten „Lown-Klassifikation" dieses Krankheitsbildes. Dafür hätte er den Nobelpreis in Medizin verdient, doch geehrt wurde Lown mit dem Friedensnobelpreis: Getreu dem Grundsatz, dass „Politik Medizin im Großen" (Virchow) ist, engagierte sich Lown gegen das atomare Wettrüsten im Kalten Krieg und gründete die „Internationale Vereinigung der Ärzte gegen den Atomkrieg" (IPPNW).

Die 2. bebilderte Auflage des Buches ist dabei eine kleine Sensation: Sie erscheint exklusiv in Deutschland, noch bevor das Buch in seinem Ursprungsland eine Neuauflage erlebte. Lown hat neue Kapitel über die Bedeutung von Placebos und über den Boom von alternativen Heilmethoden ergänzt, und er geht auf die Unheilbarkeit der seelischen Verwundungen von Überlebenden des Holocaust ein. „Wenn ich nur 5 Bücher mit auf eine einsame Insel nehmen dürfte, dieses wäre eines davon", schrieb ein Frankfurter Chirurg in einer Rezension über dieses Buch.

„Bernard Lown, Herzspezialist von Weltrang und als Gründer der Ärzte gegen den Atomkrieg mit dem Friedensnobelpreis ausgezeichnet, wartet in seinem (nun endlich auf deutsch erschienenen) Bericht aus der ärztlichen Praxis mit einer Handvoll heilsamer Tugenden auf: der Güte, dem Zuhören, der Freundlichkeit." Die Zeit

2., erweiterte und illustrierte Auflage 2004.
328 Seiten, 20 Abbildungen, geb. mit CD
€ 34,95/CHF 55,90 · ISBN 3-7945-2347-4
für IPPNW-Mitglieder € 29,–/CHF 46,40

Irrtum und Preisänderungen vorbehalten